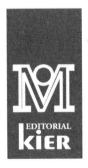

ANTECEDENTES DEL AUTOR

- **Doctor en Medicina** (Facultad de Medicina de la Universidad de Buenos Aires) (1944).
- Practicante externo de la Guardia del Hospital Piñero (1940).
- Ayudente honorario del Instituto de Fisiología de la Facultad de Medicina de Buenos Aires (cátedra del profesor Houssay) (1941-1942).
- Practicante Mayor de la Guardia del Hospital Villa Ballester (Cruz Roja) (1942).
- Profesor de Anatomía y fisiología, Botánica, Zoología, Física, Química, Minerología, Merceología I y II, en el Instituto Bastita (1945-1946).
- Médico Concurrente del Hospital Vélez Sársfield. Servicio de Oftalmología (1946-1947).
- Médico de Guardia del Centro Gallego (1945-1950).
- Médico Oculista de Cruz Azul (1946-1942).
- Médico Asistente de Oftalmología en el Hospital Argerich (1948-1950).
- Médico Oculista de Hospital (Hospital de Niños) (1959-1901).
- Director de la Clínica Maternidad Avda. del Tejar (1960).
- Fundador y Director del Instituto Médico Argentino de Acupuntura (1960, hasta su fallecimiento).
- Ex Jefe especialista asesor de Oftalmología.
- Director de la Cátedra de Medicina Integrada.
- Director del Instituto Americano de Botánica Médica.
- Profesor de Acupuntura en la Sociedad Argentina de Acupuntura, hasta su renuncia. (1961-1972).
- Profesor de la Escuela de Acupuntura del Instituto Médico Argentino de Acupuntura (33 Cursos desde 1960 y 1350 alumnos).
- Trabajos Científicos publicados o leídos, notas en periódicos médicos, etcétera. alrededor de 100.
- Libros: I) Sobre Glaucoma, II) Enfermedades Infantiles Oftalmológicas, III) Acupuntura (1962) en Mimeógrafo, 700 ejemplares, IV) Oftalmología, texto para estudiantes y Médicos Oculistas, 1958, V) Acupuntura China (1971, reeditado en 1973, 1978 y 1986. Ed. KIER.
- Director de la Revista Acupuntura (1971).
- Director del Boletín informativo, Instituto Médico Argentino de Acupuntura (IMADA) y de la Revista de la Sociedad Latinoamericana de Acupuntura y Auriculoterapia (1971 en adelante)
- Presidente de la Sociedad Latinoamericana de Acupuntura y Auriculoterapia.
- Presidenta de la Sociedad de Acupuntura y Auriculoterapia de Argentina.
- Presidente del Primer Gran Congreso de Acupuntura y Auriculoterapia (Nov. 1976).
- Viajó a distintos países alrededor del mundo y visitó los centros médicos de la Rep. Popular China en 1955, 1963, 1966, 1973, Japón y Hong Kong en 1971; EE.UU. 1971 y 1975; Francia 1962 y 1973; Italia 1955 y 1973; España 1962 y 1875, etcétera.
- Miembro de honor de la Federación de Acupuntura de Hong-Kong (oct. 1976).
- Miembro de la comisión reorganizadora de la Sociedad Internacional de Acupuntura (1979).
- Presidente del 3er. Simposio Latino Americano de Acupuntura y Auriculoterapia (Dic. 1980) (I° y 2° en 1974 y 1977 respectivamente).

ACUPUNTURA CHINA

FLOREAL CARBALLO

ACUPUNTURA CHINA

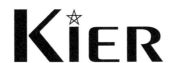

Se hallan reservados todos los derechos. Sin autorización escrita del editor, queda prohibida la reproducción total o parcial de esta obra por cualquier medio -mecánico, electrónico y/u otro- y su distribución mediante alquiler o préstamo públicos.

```
615.822    Carballo, Floreal
CAR          Acupuntura china. - 1ª. ed. 6ª.reimp.- Buenos Aires :
           Kier, 2006.
             304 p. ; 23x16 cm. - (Medicina)

             ISBN 950-17-1223-0

             I. Título - 1. Acupuntura
```

Diseño de tapa:
Espacio-D
Composición tipográfica:
Cálamus
LIBRO DE EDICION ARGENTINA
ISBN-10: 950-17-1223-0
ISBN-13: 978-950-17-1223-0
Queda hecho el depósito que marca la ley 11.723
© 2006 by Editorial Kier S.A., Buenos Aires
Av. Santa Fe 1260 (C 1059 ABT) Buenos Aires, Argentina
Tel: (54-11) 4811-0507   Fax: (54-11) 4811-3395
http://www.kier.com.ar - E-mail: info@kier.com.ar
Impreso en la Argentina
Printed in Argentina

NOTA PRELIMINAR

Este es un libro de carácter eminentemente técnico, escrito por un cabal conocedor de la materia. Sus páginas revisten la medulosidad del entendido y el sentido directo de quien sabe expresar, con prolijidad y precisión, temas de singular hondura, cuya transmisión exige pura artesanía lingüística y sabia aplicación de la nomenclatura médica en general.

El doctor Floreal Carballo no llega por azar a la presentación de esta interesantísima temática. Su labor de investigador serio y sistemático lo ubica entre los más prominentes expositores de esta especialidad. Y suma a sus títulos honrosamente ganados, la humildad propia del científico que obliga a puntualizar que éste, su tratado de Acupuntura China, es realmente un *curso* en el sentido integral del vocablo.

La terapéutica moderna exige una sabia dinamización de las más diversas disciplinas correlacionadas, cuya actualización debe correr siempre por cuenta de especialistas de elevado criterio y sana labor discriminativa, para que el producto de sus vigilias de descubrimiento e innovación sean transmisibles en integridad y satisfagan —renovándolo, enalteciéndolo y perfeccionándolo— el arte hipocrático de milenaria vigencia.

La Editorial Kier presenta, por tanto, con gran satisfacción, esta obra esclarecedora del doctor Floreal Carballo, con la seguridad de implantar, a través de su erudita exposición, una simiente de conocimiento de positiva aceptación tanto por parte de quienes ejercitan tesonera y vocacionalmente el insigne arte de curar, como de quienes, desde este "otro lado" del mirador de la vida comparten con aquéllos las inquietudes altruistas de prodigar a la humanidad el ansiado alivio para sus males.

Los Editores

PROLOGO

DESDE que, a partir de la cuarta década de este siglo, la Acupuntura china comenzó a expandirse rápidamente por todo el mundo occidental, la literatura médica sobre el tema no ha cesado de enriquecerse. En esta noble competencia, franceses, alemanes, rumanos, ingleses y soviéticos se disputan el cetro. Pero son los franceses quienes, por la cantidad y calidad de sus obras se han puesto decididamente en la delantera.

No se trata aquí de hacer su panegírico sino de lamentar que los autores de lengua española ocupemos un lugar tan modesto (cuantitativamente) en esta incruenta contienda. Felizmente, a sólo tres años de la aparición de mi Tratado de Acupuntura (el primero en lengua española), el doctor Floreal Carballo, distinguido oftalmólogo y uno de los más destacados acupuntores argentinos, viene a romper la soledad de mi libro con un Tratado de Acupuntura China que me honro en prologar.

Partiendo de su dilatada experiencia médica y didáctica, el doctor Carballo ha concebido un desarrollo y una exposición que no copia de ningún otro texto. Planteando la necesidad de una introducción directa en el tema, el autor sacrifica el largo y espinoso desarrollo filosófico de la teoría china para desembocar en una presentación desnuda y pragmática de los hechos. Hay que reconocer que los efectos terapéuticos desencadenados por la Acupuntura son *hechos totalmente desconocidos en Occidente*. Presentar esos hechos Y explicarle al médico "sin misterios" cómo reproducirlos, es misión encomiable. Las teorías y "otras explicaciones" vendrán después, cuando el médico, dominando lo esencial de esa práctica, sienta la necesidad de una información más extensa o profunda, o bien desee remontarse a las fuentes frecuentando los textos antiguos, las "Biblias" de la multimilenaria Acupuntura.

Primero la práctica, después la teoría: este es el planteo del doctor Carballo. ¿Cómo lo ha logrado'

La literatura occidental sobre Acupuntura arranca de algunas tradiciones más o menos fieles de textos chinos antiguos y modernos. Pocos autores, sin embargo, mencionan las fuentes de su información y con frecuencia se confunden los datos fidedignos con la fantasía de aquéllos, llevando al lector a la confusión y el desaliento. Sin desconocer los textos occidentales más serios, el doctor Carballo se apoya sobre dos obras fundamentales: ACUPUNTURA Y MOXIBUSTIÓN de *Fin Li Da* y *Parmenenkov* (Moscú, 1960) y NUEVO ESTUDIO DE LA ACUPUNTURA Y MOXIBUSTIÓN de *Ju*

Liañ (Pekín, 1954). No podemos menos que destacar la importancia de este aporte a nuestra literatura occidental, hecho que sobresale en la séptima parte de la obra del doctor Carballo (Estudio Topográfico de los 148 Puntos Fundamentales), capítulo de un extraordinario valor práctico y didáctico.

El capítulo dedicado a los Meridianos y Puntos está considerablemente aligerado, pues sólo estudia los puntos de comando y los más importantes con sus indicaciones fundamentales. Esto constituye una gran ventaja para el estudiante.

Felizmente para quienes ya estamos en el tema, el doctor Carballo respeta la nomenclatura generalmente aceptada en Occidente, conservando la numeración adoptada también por nosotros y que presenta leves diferencias con la de la República Popular China.

El Repertorio Terapéutico es amplio y ecléctico. Los puntos básicos han sido tomados de la obra soviética ya mencionada; los complementarios, de autores franceses.

El Atlas merece una consideración especial. Tres partes compuestas de 14, 21 y 28 láminas respectivamente, representan un esfuerzo didáctico y editorial digno de mayor elogio. Si un dibujo, según los chinos, vale más que mil palabras, es justo que digamos del Atlas que es una de las partes mejor logradas de este libro.

La Acupuntura ha enriquecido su literatura médica con un tratado cuya cualidad más destacable es su accesibilidad: una verdadera tentación para comenzar a aprender el antiguo método curativo chino.

Dr. David J.. Sussmann
Presidente Honorario
de la Sociedad Argentina
de Acupuntura

INTRODUCCION

Estudiar la medicina china, en la actualidad, significa aprovechar su inmenso caudal de aportes a la medicina en general, desechar la parte mística tradicional, asimilarla a la luz de los conocimientos científicos modernos, estudiarla dialéctica y experimentalmente, en la clínica y en el laboratorio, integrarla al resto de la medicina.

Partimos de aprovechar todo lo que es bueno para curar al enfermo, de la concepción integral de la enfermedad y del paciente y de su proceso, de la concepción dinámica para el tratamiento, recucriendo a levantar las defensas, mejorar el funcionamiento o el trofismo del organismo en su totalidad y por otro lado, usar todo lo que evite o elimine las noxas que puedan actuar perjudicando al organismo. Estudiar la Acupuntura e integrarla en la medicina es progreso. Oponerse es retrógrado.

Si seguimos el buen criterio, facilitaremos la compenetración de las dos medicinas (oriental y occidental) y la integración de ambas en un nuevo plano, evidentemente superior.

El Autor

15/4/1971

R. L. Falcón 2335, PB «A», Buenos Aires, Argentina
Tel./Fax: (54-11) 4612-7053 - info@imada.com.ar - www.imada.com.ar

COMENTARIO A LA ACTUAL EDICIÓN

Han transcurrido más de 20 años desde que se editara la primera edición de Acupuntura China, texto escrito por mi padre. Hoy sigue siendo la base de nuestros cursos para médicos y uno de los más requeridos por todo aquel que comienza a estudiar la Acupuntura. Al releer sus páginas me parece estar escuchándolo dictar sus clases. Faltan sus anécdotas, sus historias, pero está su estilo, la claridad en la forma de transmitir conceptos que hace que sus publicaciones sigan siendo vigentes. La idea de papá, en realidad, era completar sus dos tomos de acupuntura con un tercero que no alcanzó a escribir. Editorial Kier me da la oportunidad de publicar proximemente mi libro y atlas de Acupuntura y Microsistemas que espero pueda completar esa falta.

Dra. Diana Carballo

www.imada.com.ar
info@imada.com..ar

Primera parte

HISTORIA Y CONCEPTOS FUNDAMENTALES SOBRE LA MEDICINA CHINA

I.

HISTORIA

La Acupuntura China *es un procedimiento terapéutico milenario que consiste en insertar agujas en ciertos puntos de la piel.* Cuando los puntos se calientan se habla de *Moxibustión.*

El libro más saliente y antiguo de Acupuntura es el *Huang Ti Nei Ching* (secretos clásicos del emperador Huang Ti), que consiste en 81 ensayos en 18 volúmenes escrito por prácticos, entre la V^a y II^a centuria antes de Cristo, y que contiene las teorías básicas de la prevención y de la curación de las enfermedades según las ideas de la época.

Por ese mismo libro nos enteramos que desde la época neolítica hasta la del emperador Huang Ti, los médicos curaban las enfermedades por medio de picaduras hechas con punzones de piedra, sílex o jade. Así pues se considera que el origen de la Acupuntura es anterior al *Nei Ching* publicado en el siglo VIII a. C.

Por ejemplo, en el antiguo libro de yerbas medicinales *Shen Nun* se habla de la Acupuntura.

El tratado *Sobre las montañas y los ríos (Sai Yan Tsin*) del siglo V o IV a. C. menciona una montaña de donde se sacaban *piedras aceradas,* con las que se fabricaban las *agujas.*

En la época de Huang Ti, éste determina el abandono de los pinchazos de piedra para reemplazarlos por los de agujas de metal. Desde la época en que fue escrito el *Huang Ti Nei Ching* hasta nuestros días, los chinos han publicado una cantidad considerable de obras sobre Acupuntura.

El famoso médico *Bien Chioe,* del siglo VI a. C., habla ya de los *pulsos chinos.* Era un terapeuta distinguido, un gran acupuntor y extraordinario cirujano. Consideraba como *causas de enfermedad:* el modo irregular de vivir, la lucha por la vida (factores económicos), la insuficiente alimentación y vestimenta, la debilidad general, la inmovilidad del enfermo y la costumbre de tomar medicamentos por propia iniciativa y el curarse por medio de los sacerdotes.

Bien Chioe empleaba masaje médico y Acupuntura.

Escribió el *Nan Ching (Sobre lo difícil)* en que describe los puntos de Acupuntura para diversas enfermedades.

Entre los siglos IV y I a. C. se encuentran textos que hablan de la Acupuntura.

El célebre *Jua Tö* (año 190), brillante cirujano y semiólogo que daba líquidos anestésicos antes de practicar sus operaciones, fue un notable acupuntor.

Un sabio de la dinastía Hahn, *Pei Beñ*, escribió un tratado que se ha perdido.

Huang Fu Mi (años 215-282), escribió en el 256 una *Introducción de la Acupuntura y Moxibustión (Chen Tziu Chia I Ching)*, texto en 2 volúmenes y 12 capítulos.

El *primero y segundo* capítulo son una introducción a la *Anatomía y Fisiología*.

El *tercero* describe 354 puntos sobre la superficie del cuerpo.

El *cuarto* habla de los 12 pulsos chinos.

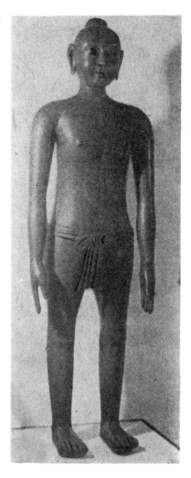

FIG. 1. — Estatua de bronce (*Ton Jc*), Van Wei I, 1027.

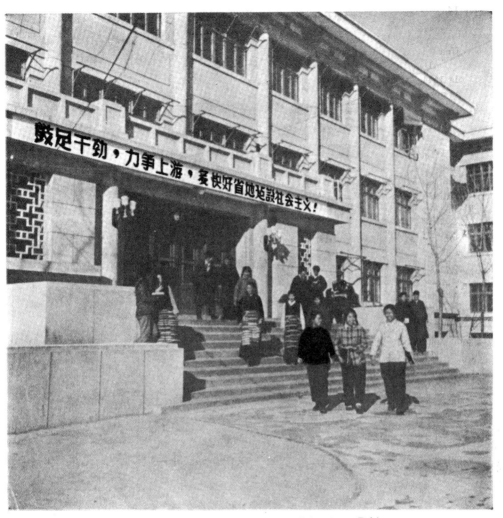

Fig. 2. — Instituto de Medicina Tradicional en Pekín.

El *quinto* habla de los puntos prohibidos, es decir, los que no deben punzarse.

Del *sexto al duodécimo* capítulo, describe la Patología particular y contiene indicaciones de los puntos para las diferentes enfermedades.

Durante la *dinastía Tan* (618-907) la Acupuntura y Moxibustión se desarrollaron extraordinariamente y se publicaron numerosas obras.

En el 1027 d.C. durante la *dinastía Sung* se construyeron *dos estatuas de bronce* (Ton Je) bajo la dirección de Van Wei I, célebre médico (fig. 1).

Son del tamaño natural de un hombre y tienen marcado los puntos de *A* y *M*. Una está actualmente en Japón y otra en el Museo Ermitage de Leningrado.

Desde el siglo XIV al XVII aparecen numerosos trabajos (*Dinastía Ming*), pero de 1644 a 1911 (*Dinastía Ching*) hubo un retroceso pues los emperadores feudales se opusieron a la Acupuntura, partiendo de su rechazo a dejarse pinchar.

En la actualidad se practica ampliamente en Oriente.

Japón, Corea e Indochina desde hace siglos desarrollaron la *A* y en Japón se enseña en las universidades desde el siglo VII.

En Occidente comienza a conocerse la Acupuntura a partir del siglo XVII en que se hacen algunas publicaciones. En los siglos XVIII y XIX aparecen algunas publicaciones interesantes; pero indudablemente es en 1863 que el ex cónsul de Francia en China, el capitán L. Dabry, edita un libro muy completo y detallado sobre la medicina china, en la que señala los pulsos chinos, los meridianos y los puntos con su localización exacta y su sintomatología. En nuestro siglo, en 1929, Soulié de Morand, ex cónsul de Francia en China, filólogo y literato (no era médico), y el doctor Ferreyrolles (destacado médico francés) hacen conocer los fundamentos y detalles para la práctica de la Acupuntura. A partir de entonces la Acupuntura comienza a tener verdadera difusión en Occidente. Actualmente en Francia hay más de 1.000 acupuntores.

En la Argentina puede considerarse introductor de la Acupuntura al doctor Rebuelto, desaparecido hace poco tiempo. Fue el primer Presidente de la Sociedad de Acupuntura Argentina y a él le sucedió el Dr. David J. Sussman.

En la actualidad la A. se ha difundido en Francia, Alemania, Unión Soviética y desde luego China, Japón, Corea, Indochina, etc. Japón tiene 30.000 acupuntores.

En la República Popular China se ha promovido un gran movimiento para unificar y desarrollar la medicina china junto con la medicina occidental y en la actualidad ambos tipos de médicos trabajan juntos frente al enfermo.

Según *Fin Li Da* y *Parmenenkov* (*Acupuntura y Moxibustión*, Moscú, 1960, edición en ruso) es difícil sobreestimar la eficacia y rapidez de acción de la Acupuntura.

Según estos autores, los médicos rusos mostraron interés en esta materia ya en el siglo pasado. A. A. Tatarinov (1817-1885) la estudió muy profundamente y sus tratados se conservan en la biblioteca de la Academia Militar Kirov de Leningrado.

El distinguido profesor de Terapéutica Charukovsky (1828), era partidario de este método y tuvo muchos casos felices en su práctica

En la actualidad hay varios núcleos de *A* y *M* en diferentes hospitales e institutos de Moscú, Leningrado, Gorki y otros centros. En 1956 una serie de médicos rusos viajaron a China y aprendieron el método. No pocos médicos la practican en la actualidad en la URSS (*loc. cit.*).

Indudablemente el lugar de origen, China, sigue siendo la fuente principal en experiencia e investigación (fig. 2).

Existen allí numerosos Institutos, Universidades y Centros de Medicina Tradicional y Acupuntura. En los hospitales, a lo largo de todo el país, la *A* está integrada. Hay 500 mil acupuntores.

II.
LA OPINION MODERNA EN CHINA

Dicen *Lu Huei Jo* y *Yu Yun Chin* (*Chine reconstructs*, Pekín, octubre de 1959, pág. 32 y sigs.): "En la campaña nacional para promover una síntesis de la medicina tradicional china y la medicina moderna occidental, el énfasis es puesto en el estudio de la primera por los doctores modernos. De esta forma, los análisis y métodos científicos modernos pueden ser aplicados al estudio de toda la vieja tradición médica nacional china y absorberse sus puntos más importantes. Se dan cursos especiales para graduados médicos que tienen dos o tres años de experiencia adquirida." Estos autores dicen respecto de la situación médica actual en China: "La medicina tradicional china, con una historia de varios miles de años, tiene *no menos de 500.000 prácticos en áreas rurales y urbanas.*"

La escuela occidental fue introducida al principio en el campo por medio de misioneros en el siglo XIX. En la actualidad se cuenta con unos 70.000 doctores, concentrados principalmente en las ciudades [1]. Bajo el Kuomintang los dos sistemas de medicina estaban en conflicto. La dominación imperialista, cultural y económica alimentaba desprecio hacia el estilo tradicional. Así, el "status social" de los doctores chinos, cuyos conocimientos eran considerados anticientíficos, descendió muy bajo. El Kuomintang les denegó licencias para ejercer y les prohibió abrir escuelas o publicar revistas.

En 1929, a instigación de la escuela occidental, que estaba estrechamente ligada al Gobierno, se discutió una ley para barrer definitivamente la medicina tradicional china. La oposición de los doctores de estilo tradicional, no obstante, fue muy fuerte y la ley no pasó. Pero a pesar de todo, las restricciones sobre su práctica se multiplicaron.

Mao ha defendido la unidad de las dos escuelas y ha señalado el deber de elevar y desarrollar el legado nacional.

En un discurso pronunciado por *Mao Tse Tung* en *Yenan* en *1944*, éste sostuvo que los doctores de los dos sistemas deben cooperar. La medicina tradicional es un sumario de miles de años de práctica. Aunque empírica, sus conclusiones son basadas en cuidadosas observaciones clínicas. Dificultado su crecimiento por el sistema feudal de la sociedad durante muchos siglos, sin embargo, posee una expe-

[1] En 1964 se calculaban más de 130.000, y en la actualidad 220.000 (1970).

riencia muy rica, así como también un código de teoría. Por lo tanto no debe ser descartada o rechazada, sino estudiada y desarrollada. Después de la liberación, en 1949, de acuerdo con esta política, fueron creadas clínicas especiales y consultorios externos en los hospitales, que abrieron escuelas para que sus prácticos pudieran estudiar medicina occidental. Los beneficios de la terapéutica con agujas, fueron ampliamente publicados. Los autores mencionados explican que, no obstante, los médicos occidentales modernos consideraban la medicina tradicional china como no científica. Sus teorías y sus términos técnicos, tan diferentes de los de la escuela moderna, hacían considerar que sólo ésta era científica, pero *el Presidente Mao Tse Tung, buscando elevar las dos clases de médicos en conjunto a un nivel más elevado,* propuso hace tiempo que *la clave era que los doctores de estilo occidental estudiaran la medicina tradicional,* y no la otra vía. En esta forma, ellos podrían brindar a los enfermos, el beneficio de lo mejor de ambas escuelas. Para resolver los problemas de la salud pública de una población de 650.000.000 de habitantes, tenían que ser movilizados los doctores de ambas clases. Esta es la política de *caminar con dos piernas en el campo médico* (fig. 3).

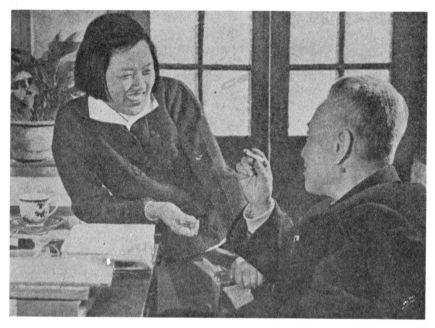

Fig. 3. — Las jóvenes generaciones han dado un gran impulso a la Acupuntura aprendiendo de los médicos chinos tradicionales experimentados.

A continuación en dicho artículo, estos médicos chinos, relatan cómo aprendieron la medicina china y cómo comprobaron una serie de curaciones por medio de esta medicina, que no se podían obtener con la medicina occidental.

III.

EFICACIA DE LA ACUPUNTURA Y MOXIBUSTION

SOBRE la eficacia de la Acupuntura, transcribiremos unos párrafos extractados de un folleto publicado en 1960 en Pekín por el Instituto de Investigación de A y M y la Academia de Medicina China Tradicional que dice [1]:

"La *A y M pueden curar una amplia gama de enfermedades*, entre las cuales hay algunas en que resultan más efectivas que en otras."

Son efectivas contra muchas clases de enfermedades funcionales o parenquimatosas agudas o crónicas y durante los últimos años han sido usados exitosamente en China como métodos terapéuticos, y un análisis de 213 clases de enfermedades sufridas por 8.076 pacientes, ha mostrado la eficacia de la A y M en el elevado porcentaje del 92,5 %. Son no sólo efectivas contra enfermedades del sistema nervioso, mental, internas, ginecológicas, pediátricas, sino también contra enfermedades de los ojos, nariz, oído y garganta y de la piel y aún contra enfermedades contagiosas y aquellas que ordinariamente requieren tratamiento quirúrgico.

La A y M pueden curar o abreviar muchas *enfermedades nerviosas* en un tiempo comparativamente corto. Han resultado efectivas en la *neuralgia ciática*, del *trigémino* y otras neuralgias. También en trastornos sensoriales o motores como *parálisis facial, parálisis óculomotora, parálisis del nervio radial y hemiplejía* causada por hemorragia cerebral. Los síntomas particulares tales como dolor, frío, hinchazón, hormigueo, hipersensibilidad, que acompañan a los procesos reumá-

[1] *Chinese Therapeutical metods of acupunture and moxibustion.* Foreign Languages Press, Pekín, 1960.

ticos y varias clases de *Neuritis radicular* pueden también ser tratadas por A y M con buenos resultados. Muchos casos de enfermedades nerviosas funcionales como *histeria, espasmos diafragmáticos, vómitos nerviosos y tartamudos neurógenos* también pueden ser curados con Acupuntura. Pacientes que sufren de *neurastenia* pueden ser aliviados rápidamente. Enfermos con *dolor de cabeza, insomnio, vértigo, sueños, constipación*, etc., mejoran con Acupuntura.

La A y M pueden también detener ataques *epilépticos*, o ayudar a pacientes que sufren de epilepsia *gradualmente* hasta llevarlos a la normalidad. Con relación a psicosis como la *esquizofrenia*, experimentos realizados han demostrado que se pueden esperar legítimos buenos resultados en el tratamiento de estas enfermedades.

En las enfermedades de los *órganos internos*, pueden proporcionar alivio en el *asma bronquial, donde resulta muy efectiva*.

También en la *úlcera del estómago, dispepsias, diarreas crónicas* y diferentes *enfermedades funcionales y lesionales* que puedan ser reversibles.

En el caso de *artritis reumática aguda*, el enrojecimiento, la hinchazón y el dolor, pueden ser curados en un promedio de cinco días y la eritrosedimentación restaurada a la normalidad.

En las *enfermedades ginecológicas*, son altamente eficaces en relación a *menstruaciones* dolorosas, irregulares o escasas.

También se observan éxitos en el síndrome de la *menopausia, vómitos del embarazo, eclampsia*, etc.; en la *parálisis de los intestinos o vejiga* que ocurren después del aborto y en ciertos casos de *esterilidad*.

En las *enfermedades pediátricas* se han observado resultados muy interesantes siendo satisfactorios los resultados obtenidos en el tratamiento de la Corea de Sydenham y la *parálisis infantil*.

En las *enfermedades de la boca*, en las *estomatitis* y en el *dolor de dientes*, el efecto es de inmediato alivio en el 95 % de los enfermos.

En las *enfermedades de la piel* tales como *dermatitis neurogénicas, eczema agudo o crónico, acné y epidermofitosis interdigital* se obtienen buenos resultados.

La Acupuntura es buena para la *urticaria*, especialmente en el caso de *urticaria aguda*; detiene la hinchazón, proporciona inmediato alivio al paciente y lo cura en muy corto tiempo.

En las *enfermedades quirúrgicas*, es efectiva contra la *tuberculosis linfógena, mastitis, prolapso del ano*, etcétera.

Es especialmente buena para el *dolor de cabeza* causado por la anestesia, el *timpanismo intestinal* postoperatorio y la anuria.

Muy buenos resultados han sido obtenidos en el tratamiento de la *apendicitis*. Hay una estadística de médicos chinos de más de 600 casos curados con Acupuntura. Nosotros en Buenos Aires tenemos algunos casos positivos.

En las *enfermedades de los ojos* hemos comprobado su eficacia en *hemorragias de retina centrales*, en el *edema y coroiditis serosa del pólo posterior, queratitis*, etc. En algunos de estos casos, con la medicina occidental, el tratamiento obtiene un efecto casi nulo.

IV.
MECANISMO DE ACCION

No EXISTE una teoría bien estudiada y definitiva. Se cree que la acción *directa* sobre los *puntos vitales* (Hsué) produce una normalización de las funciones a las cuales corresponden e *indirectamente* influye sobre todo el organismo. Tal efecto depende del método de ejecución y de las características de cada punto. Según los chinos y japoneses existen puntos *calmantes* y *tonificantes*.

Entre los especialistas de *A* y *M* hay diferentes opiniones sobre en qué órganos o tejidos se debe actuar con la aguja. *Cloquet* (1826) decía que hay que evitar la punción de los nervios y *Boné*, al revés, trataba de penetrar en el nervio.

Algunos autores trataron de demostrar (Brentano, Ferreyrolles, etc.), que sin consecuencia dañosa se puede punzar el cerebro, vasos, hígado, etc., pero la mayoría de los autores aconseja evitar los vasos sanguíneos, nervios y órganos internos.

Durante muchos siglos se dificultó la investigación en China por la imposibilidad de la disección y experimentación en animales, pero actualmente existe un *Instituto Central Científico de Investigación de A y M* donde todos los problemas se investigan por los métodos más modernos.

En la antigüedad se suponía que las agujas hacían aberturas por donde salían las enfermedades y que la Moxibustión mataba la enfermedad por el fuego.

Las *fuerzas cósmicas*, según los médicos chinos, tienen influencia sobre el organismo y las enfermedades y a causa de ello han introducido reglas sobre los procedimientos curativos en cuanto a horarios y días del año en que las condiciones son más favorables.

Hubo autores que al no poder negar el hecho de la curación por la *A y M* atribuían su acción a la *sugestión*.

Otros, partiendo del hecho que desde la antigüedad se usaban agujas calentadas emitieron una *teoría térmica*.

Cierta importancia tiene la *teoría química* (si las *agujas* son de *diferentes materiales* tienen distintos efectos).

Las agujas de *oro*, según algunos autores, tienen una *acción estimulante* y las de *plata*, *frenadoras o calmante*. Sin embargo, usando agujas de acero el efecto es el mismo. En realidad el efecto se explicaría por la acción del metal cualquiera que sea sobre el equilibrio de los iones en los tejidos.

Algunos llaman la atención sobre el hecho de que en el momento de la introducción de la aguja en los tejidos, perecen algunos elementos cuyos productos de destrucción actuarían en forma parecida a la *proteinoterapia* o *tisuloterapia*, según Filatov. Sin embargo, este mecanismo no sirve para explicar los casos en que se observa un efecto inmediato.

En el lugar de la puntura se acumula cierta cantidad de *Histamina* que produce edema local, hiperemia, vasodilatación capilar y cambio de la permeabilidad de los vasos.

Cloquet, Dantu, Sarlandiere y otros, trataron de explicar su mecanismo de acción por *fenómenos galvánicos*, pues los tejidos del organismo son eléctricamente activos.

En los últimos tiempos se encuentra la opinión de que la A y M es una forma de *reflejoterapia*. Muchos autores indican que los *puntos vitales* (*Hsué*) están distribuidos en la mayoría de los casos en *zonas* que coinciden con las de Head. La comparación de estas zonas está hecha en el libro japonés de Kumar (1939).

El profesor de Neurología I. A. Raldolsky, de la URSS, habiendo aplicado el *método de percusión* de los tegumentos, aisló una serie de puntos dolorosos y zonas que corresponden a diferentes enfermedades.

A principios de siglo el doctor *Weihe*, sin conocer la Acupuntura, señaló una serie de *puntos* con fines terapéuticos. De ellos la mayoría coincide con los puntos chinos.

El clínico japonés Onadera, en su tiempo, aplicó la presión sobre una serie de *puntos dolorosos* (masajes). Estos puntos coinciden en su mayoría con los puntos vitales chinos.

Chirota y Yanagia (1943) trataron, en su libro *Nueva explicación de la A y M*, de poner en claro la relación del tegumento con los órganos internos.

Según sus ideas, los impulsos que parten de la piel donde se encuentran las terminaciones de los filetes nerviosos, siguen hasta el cerebro y la médula dorsal donde por medio de las fibras nerviosas simpático-parasimpático van a los órganos internos.

Afirman que siguiendo estas vías los impulsos pueden ir en ambas direcciones o sea, piel-órganos y órganos-piel (fig. 4).

En toda dolencia de los órganos internos hay una excitación de las terminaciones nerviosas, la cual sigue las vías mencionadas hasta la zonas correspondientes de la piel. Esto se acompaña de dolor local por aumento o disminución de la sensibilidad, induración de los tejidos, etcétera.

Los puntos de Acupuntura son justamente las zonas de más reactividad del tegumento y corresponden a las zonas mencionadas más arriba.

Según la *teoría de los reflejos*, la excitación producida en ciertos puntos por A y M se trasmite por los troncos nerviosos hasta el S.N.C. y entonces la excitación hecha en la periferia, en vez de traducirse en una reacción motriz, trae una reacción del S.N. vegetativo que tiende a normalizar los órganos correspondientes.

Mediante E.E.G. se han comprobado cambios en la excitación de la corteza cerebral como consecuencia de los pinchazos en la piel y como el cerebro controla el funcionamiento de los órganos y tejidos, puede influir en la normalización de los mismos, explicándose así los casos en que el punto está alejado. (Ejemplo 44 E., para calmar las odontalgias del maxilar superior.)

La *A* y *M* pueden contribuir a la restitución del equilibrio nervioso del organismo por el hecho de normalizar los procesos de excitación e inhibición en la corteza cerebral.

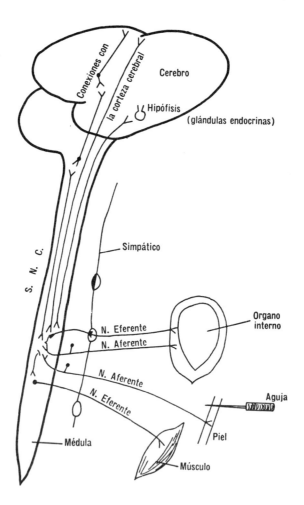

Fig. 4. Relación entre *piel-S.N.C.-órganos* (esquema).

Los doctores de la medicina tradicional china han considerado siempre que el cuerpo humano, cuando es influenciado por las enfermedades, es el campo de lucha de dos fuerzas: *el poder de resistencia del cuerpo* y la *causa de la enfermedad*. El problema es cuál predomina y la Acupuntura *vendría a actuar elevando el nivel o fuerza de resistencia* del organismo frente a la causa de la enfermedad.

En el Instituto de Investigación de Medicina China, de Pekín, observaciones diversas muestran que la Acupuntura puede ejercer influencia modificando los *elementos figurados de la sangre*, el *peristaltismo*, la *secreción del estómago* y de los *intestinos*, y la *secreción de la bilis*.

Puede estimular el *poder de excreción del riñón* y mejorar las condiciones de la *presión arterial* y del *ritmo cardíaco, incrementar la cantidad de agentes inmunizantes* del cuerpo y estimular la *fagocitosis*. Los efectos curativos de los pinchazos, se producirían a través de los *Chings* y el sistema nervioso local o central, por medio de reflejos segmentales y a través de los humores. Ellos están todos interrelacionados con el efecto sobre el sistema nervioso. La aguja produciría una corriente electrónica que originaría una cadena de cambios físico-químicos y fisiológicos en el organismo. (Circulación, S.N. funcionalismo de los órganos, sistema endocrino, etc.)

Mecanismo de acción de la Acupuntura según el autor

Siempre ha preocupado al mundo científico cuál es el mecanismo de acción de la Acupuntura; pero, *hay un hecho*, que es la eficacia probada por la práctica de 4.000 años, y lo primero que tenemos que hacer es partir de ese hecho; luego podemos buscar todas las explicaciones posibles.

Si nos planteáramos el interrogante de cómo actúan muchos medicamentos cuya eficacia está comprobada por la práctica médica, veríamos que se nos presenta un problema similar, lo cual no niega la eficacia de la medicina.

Nosotros esbozaremos una explicación dentro de nuestros actuales conocimientos biológicos.

Si se le preguntara a alguien cómo se ilumina una habitación o cómo se enciende un televisor o un aparato de radio, diríamos que lo hacemos mediante un botón o llave de contacto que establece el funcionamiento de un circuito electrónico. En ese caso la lamparita transmite luz y calor y la radio y el televisor imágenes y sonidos.

Podemos concebir al organismo como un complejo sistema electrónico con características muy particulares.

Consideramos que existen en el organismo 4 sistemas generales de conexión.

El primer sistema es el sistema nervioso central y periférico de suma importancia y que preside la relación del organismo externa e interna.

El segundo sistema está constituido por el sistema circulatorio constituido por arterias, venas y linfáticos.

El tercer sistema es el endocrino, constituido por las glándulas de secreción interna que por un lado están ligados al sistema nervioso (*neurohipófisis*: director de orquesta junto con el hipotálamo) y por otro lado segregan hormonas que promueven conexiones con estímulos químicos específicos.

Estos tres primeros sistemas constituyen una interrelación aceptada clásicamente, llamada regulación neuro-endocrino-vascular.

El cuarto sistema es el sistema de vasos (*Chings*) y vasos comunicantes (*Lo*) que recorren en forma ciclomérica (o sea longitudinal) toda la piel desde la cabeza hasta las extremidades por debajo de la piel, sistema que cuenta en determinados lugares con los puntos chinos o *Shue*. Este sistema se conecta con el interior del organismo, con los órganos y con los otros tres sistemas.

Filogenéticamente, o sea en la escala zoológica en la evolución de los seres vivientes las estructuras biológicas más primitivas y antiguas son de tipo *radiado* o *ciclomérico* (paramecio, esponjas, pólipos, celenterados, etc.). Y en los invertebrados superiores (artrópodos, moluscos, etc.) y vertebrados la estructura es fundamentalmente *bilateral* y *metamérica*. En realidad podríamos decir que el sistema más antiguo o sea el ciclomérico es el sistema *Ching-lo* y los sistemas más recientes o metaméricos son: el sistema nervioso vascular y endocrino.

Y recordemos también que filogenéticamente el sistema nervioso parte del ectodermo, mediante la prolongación de una célula neuroepitelial.

Ontogenéticamente, o sea desde el punto de vista del desarrollo del embrión, el sistema nervioso es producto de una invaginación del ectodermo y el endodermo se origina por desdoblamiento o invaginación del ectodermo dando origen el endodermo a la mayor parte de los órganos internos. Es así como el sistema nervioso y el *Ching-lo* ligan la piel y los órganos internos entre sí. En 1961, Kim Bong Han, profesor de fisiología de Piong-Yang, comunicó al mundo científico sus trabajos hechos por la escuela de fisiología, dirigida por él, la existencia real de los *Ching-lo* y de los puntos chinos.

En un capítulo complementario reproducimos en este curso, algunas explicaciones sobre este descubrimiento que vendría a llenar el vacío que significaba considerar a los *Chings* o meridianos como una cosa hipotética.

¿Qué pasa entonces cuando insertamos una aguja en un punto chino? En realidad, estamos conectando un circuito, debido a lo cual la energía circula, es decir, que se produce un aumento o una disminución de la energía según el estado previo del *Ching* o meridiano. Al insertarse la aguja se pone en funcionamiento o en regulación no sólo el cuarto sistema de *Ching-lo*, sino que influye también en los otros tres sistemas, o sea el sistema nervioso, vascular y endocrino.

El efecto a través del sistema nervioso es casi *instantáneo*; el efecto a través de los *Ching-lo* es un poco *más lento* y el efecto a través del sistema vascular y endocrino todavía *más lento*, lo cual explica las reacciones inmediatas y las reacciones a posteriori y mediatas, respectivamente.

En síntesis, consideramos al organismo como un complejo físico-químico con corrientes electrónicas, regulado por cuatro sistemas principales.

Cuando el organismo se enferma o está afectado un órgano, aparecen en la piel puntos dolorosos unas veces perceptibles espontáneamente por el mismo enfermo (puntos de alarma) y otras veces perceptibles por la presión del dedo del médico que explora.

Además, las modificaciones en los órganos se reflejan (sin que se haya podido establecer hasta ahora el mecanismo) en cambios en los pulsos chinos. Así, pues, cada enfermedad tiene sus pulsos y sus puntos, y basándose en eso y actuando sobre los puntos que corresponden pueden normalizarse los pulsos y los órganos, restableciéndose su funcionamiento normal. Esto quiere decir que, mediante la Acupuntura, comandamos un proceso de restablecimiento energético físico-químico en el organismo.

Tal es la explicación sintética que damos del mecanismo de acción de la Acupuntura.

Por otro lado, conviene recordar algunos hechos experimentales clínicos y objetivos.

La punción del punto 36 E. produce en la rana movimientos peristálticos del intestino; hay pruebas abundantes de que la punción del 38 V. en las personas anémicas produce en pocos minutos el aumento de los eritrocitos de medio millón de glóbulos por mm^3; está comprobado electrocardiográficamente la normalización del E.C.G. mediante la punción del 9 P. (arritmias, extrasístoles) y del 6 C.S., 7 C., 9 C., etc. (asma cardíaca, insuficiencia cardíaca, Angor péctoris, etc.) y también se ha comprobado la normalización electroencefalográfica en las epilepsias de menos de 10 años (véanse los puntos en el repertorio).

Las escuelas experimentales de Piong-Yang, de las Facultades de Medicina de Nankín, Pekín, etc., y de otros centros nos darán sin duda novedades importantes en el futuro.

En Occidente, la Acupuntura todavía inhibida por los prejuicios de la escuela oficial, no ha pasado de la parte clínica a la parte experimental; pero como toda verdad, cuando se abre paso, esto es sólo cuestión de tiempo y de esclarecimiento y lucha contra tales prejuicios e inhibiciones.

Como decimos en otra parte del libro, oponerse a la Acupuntura es retrógrado.

Los hechos demuestran que la Acupuntura es una parte importante de la terapéutica médica y es conveniente aprenderla para no quedarse atrasado y también para beneficio de los enfermos.

V

LA TEORIA Y LA TRADICION

RECOGEREMOS con criterio selectivo y práctico algunos de los antiguos principios filosóficos chinos a los efectos de interpretar mejor la práctica de la Acupuntura tal como se realiza en el presente.

Lao-Tsé, contemporáneo de Confucio, hablaba del *Tao*, al que en esa época se atribuía naturalmente un carácter místico. En realidad *Tao* es la *naturaleza*, y en ella se sintetizan *dos fuerzas*: una *positiva* o *Yang*, otra negativa o *Inn* (fig. 5).

Como vemos, esta teoría concuerda con la teoría moderna sobre la existencia de la *electricidad positiva* y la *electricidad negativa*.

Remontándonos varios miles de años atrás, recordaremos a *Fu Ji*, jefe de los pueblos nómadas primitivos de la China Central, que decía: "La alternancia de la luz y de la oscuridad debe considerarse lo primero; una sería benefactora de la humanidad y la otra su enemigo. Ese vaivén regular, origen de toda la vida (que es lo que nos hace trabajar

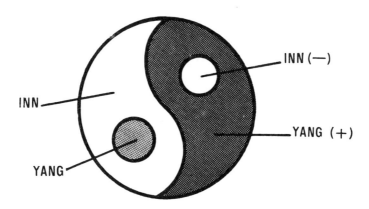

Fig. 5. *El Tao*.

y reposar, crecer las hojas en primavera y caer en el otoño), es el fenómeno fundamental. El mismo vaivén, la misma oposición, fueron descubiertos en toda la naturaleza. El día finaliza, la noche no tarda en caer. Antes que parta la noche el día está preparado. El día es, pues, el comienzo de la noche. Nada está terminado, todas las cosas están en evolución dependientes y ligadas; el nacimiento es ya el germen de la muerte". Así hablaba Fu Ji.

La oposición de las cosas las relaciona en dos categorías: una positiva o *Yang* y otra negativa o *Inn*. Los *elementos Yang* son la *luz*, el *calor*, el *verano*, el *rojo*, el *hombre*, la *actividad*, el *sistema nervioso simpático*, las *partes superficiales* del cuerpo, el *lado derecho* del cuerpo y la parte superior, o sea la cabeza. Los *elementos Inn* son la *oscuridad*, el *frío*, el *invierno*, el *azul*, la *mujer*, la *inacción*, el *sistema nervioso parasimpático*, las *partes profundas*, el *lado izquierdo* y la *parte inferior* del cuerpo.

Estas fuerzas antagonistas están en todas las cosas. Todo es cuestión de dosis o porcentajes. Es decir, hay una coexistencia de estas dos fuerzas, con alternativas predominantes de una u otra, pero jamás desaparición completa. La proporción de estas dos fuerzas condiciona su mismo equilibrio y, en el caso particular del hombre, *la salud*. En efecto, el organismo humano es también una mezcla de *Yang* y de *Inn*. Cada célula encierra los dos principios y posee ambas actividades. Cuando estas dos fuerzas en el organismo se equilibran armoniosamente, es el estado de buena salud. Pero si se produce una ruptura del equilibrio y predomina una sobre la otra, se produciría la enfermedad. Quiere decir que habrá *enfermedades Yang* y *enfermedades Inn*, según el predominio de una u otra fuerza.

VI.

PUNTOS Y MERIDIANOS

DESDE la más remota antigüedad, los chinos comprobaron que cada vez que un órgano del cuerpo estaba perturbado en su funcionamiento, ciertos *puntos* del revestimiento cutáneo se volvían sensibles. En todos los sujetos, la disfunción de un órgano determinado volvía dolorosos los mismos puntos situados en los mismos lugares del cuerpo; según el órgano lesionado, el emplazamiento de los puntos variaba y de ahí ellos concluyeron que a un órgano determinado correspondían puntos determinados.

Surgió una comprobación interesante, y es que la acción sobre estos puntos actuaba sobre el órgano correspondiente, en general, en el sentido de un alivio. Ahora bien, estos puntos sensibles no están diseminados en cualquier orden, sino que constituyen una especie de cadena, a continuación unos de otros. Reuniéndolos por una línea imaginaria, se obtienen líneas longitudinales en sentido *ciclomérico*, que los chinos llamaron *Ching-lo*, *canales* o *pasajes*, traducidos también por los autores occidentales como *meridianos*. Existen *14 meridianos* o *Chings, o canales: dos impares y doce pares*. Estos últimos están constituidos por *puntos simétricos* a ambos lados del cuerpo. Por ejemplo: se habla del meridiano del corazón, pero se sobreentiende que hay una rama derecha y una izquierda con puntos simétricos a ambos lados del cuerpo *.

Los *meridianos pares* son los siguientes: *Corazón*, que se abrevia con la letra *C.*; *Intestino Delgado, I.D.*; *Vejiga, V.*; *Riñón, R.*; *Circulación Sexualidad, C.S.*; *Triple Función, T.F.*; *Vesícula Biliar, V.B.*; *Hígado, H.*; *Pulmón, P.*; *Intestino Grueso, I.G.*; *Estómago, E.*, y *Bazo-Páncreas. B.P.* Los *meridianos impares* son: el *Vaso Gobernador, V.G.*; *Tu Mo, T.M.*, y el *Vaso de la Concepción, V.C.*, o *Jen Mo, J.M.* Existen

---

* En Corea los chings se llaman Kienmeks, los puntos o sueh, Kiunghul, y el conjunto de meridianos se llama Kyungrak.

otros *puntos y meridianos irregulares* que los autores franceses llaman impropiamente vasos maravillosos y que en realidad, como decimos, se trata de meridianos irregulares.

El descubrimiento de los puntos y su reunión en meridianos correspondiendo a los órganos fue sin duda la primera etapa de la medicina china. La experiencia muestra que al punzar los puntos sensibles de un meridiano se experimenta una sensación de que "*pasa alguna cosa*", lo que los chinos llaman *Ts'i* y que Soulié de Morand traduce como "*energía vital*".

Por los *canales* o *pasajes*, o *Chings*, circularía la energía *Yang* e *Inn*, la cual pasa de un canal a otro continuamente durante las 24 horas del día.

Los *órganos huecos* o *superficiales* u *órganos "atelier"* de asimilación, lo que los chinos llaman *órganos Fu*, están representados por meridianos o canales en la parte externa de los miembros y los *órganos macizos o profundos* u *órganos tesoros* o *Tsang* en la parte interna de los mismos.

Los *canales Yang del miembro superior*, Intestino Delgado, Triple Función e Intestino Grueso, circulan hacia la cabeza, es decir, son *centrípetos*.

Los *canales Inn del miembro superior*, o sea Corazón, Pulmón y Circulación-Sexualidad, circulan hacia los dedos, es decir, son *centrífugos*. Los *canales Inn del miembro inferior*: Riñón, Bazo-Páncreas, Hígado, son *centrípetos*, y los *Yang*: Vejiga, Estómago, Vesícula Biliar, son *centrífugos*.

Los dos *canales centrales* son centrípetos, es decir, van de abajo hacia arriba.

Los diferentes meridianos tienen por otra parte conductos de conexión entre ellos y con los órganos profundos.

Se ha comprobado que cada meridiano tiene una *actividad* más fuerte según la hora del día, teniendo cada uno *dos horas de elección*, a saber: Hígado, de 1 a 3 horas; Pulmón de 3 a 5; Intestino Grueso, de 5 a 7; Estómago, de 7 a 9; Bazo-Páncreas, de 9 a 11; Corazón, de 11 a 13; Intestino Delgado, de 13 a 15; Vejiga, de 15 a 17; Riñón, de 17 a 19; Circulación-Sexualidad, de 19 a 21; Triple Función, de 21 a 23, y Vesícula Biliar, de 23 a 1 de la mañana. La energía recorrería 50 veces por día los meridianos impares; al parecer, a través de los *vasos comunicantes* o *Lo*.

VII.
DIAGNOSTICO DE LOS SINTOMAS MORBIDOS

De acuerdo con la teoría médica china tradicional, las enfermedades pueden ser producidas ya sea por *causas* externas o internas. Las *causas internas* son alegría, cólera, penas, pensamientos, dolor, sorpresa y miedo. Las *causas externas* son el viento, el frío, la sequedad, la humedad, el fuego y el calor. Cuando el hombre es afectado por una de estas causas, los síntomas aparecen en la superficie del cuerpo a lo largo de un canal o canales específicos, es decir, los *Chings* o *meridianos*.

Para diagnosticar las enfermedades, la medicina tradicional china usa 4 métodos:

1. Ver al enfermo;

2. Escuchar al enfermo;

3. Preguntar, y

4. Palpar el pulso del paciente, siendo esto último el método más importante.

Estos métodos son conocidos como los 4 métodos del diagnóstico chino o **Su Tchen**.

Después de localizar la enfermedad, el médico procede a aplicar A y M en los puntos apropiados a lo largo de las cadenas afectadas y otras principales definidas por la teoría médica china, pero, como existen muchos puntos a lo largo de cada cadena principal, por ejemplo, el meridiano de vejiga tiene 67 puntos, es necesario conocer cuáles de ellos deben ser elegidos. La cuestión es bastante complicada por el hecho de que *un punto puede servir para curar diferentes enfer-*

medades y, por otra parte, *para curar una enfermedad determinada puede requerirse el uso de Acupuntura de diferentes puntos*. Por esta razón, la teoría debe ser combinada con la *experiencia clínica* para elegir los puntos correctos. Además, en la actualidad se deben usar el criterio y los métodos científicos modernos.

Solamente por un exacto diagnóstico de los puntos que deben pincharse es que pueden esperarse buenos resultados. La Acupuntura requiere ciertos principios de manipulación, y los métodos empleados difieren según la naturaleza de la enfermedad. La medicina tradicional china analiza detalladamente la *naturaleza de las diversas enfermedades*. Aquí, no obstante, mencionaremos solamente una de las más comunes reglas de Acupuntura. Por ejemplo: si un paciente tiene una enfermedad causada por debilidad (*Shu*), la Acupuntura debe efectuarse de modo de *producir* un efecto *estimulante* o *tonificante,* y si es causada por exceso (*Shi*) debe administrarse para que produzca un *relajamiento,* una *sedación*.

El *Shi* de la medicina tradicional se describe en medicina occidental como *hiperfunción* o *excitación*. Enfermedades de este tipo incluyen la úlcera de estómago, espasmos, dolores, etcétera.

VIII.
TECNICA DE LA MANIPULACION DE LA AGUJA

Si EL PACIENTE siente dolor, distensión o una especie de corriente eléctrica cuando la aguja es insertada en el cuerpo, los resultados son seguramente más satisfactorios.

Hay muchas vías para producir la *estimulación* o la *sedación*, pero el método más comúnmente usado es la inserción de la *aguja a favor* o en *contra de la dirección de la corriente del Ching*. Esto quiere decir que insertando la aguja en dirección de la misma, *estimulamos*; mientras insertándola contra la dirección del flujo obtenemos un *efecto sedante*. Tomemos por ejemplo el meridiano de vejiga, cuyo punto 1 está a la altura del ojo, y el 67 en el dedo pequeño del pie, es decir, que la dirección de la corriente va de la cabeza hacia los pies. Para estimular debemos insertar la aguja ligeramente oblicua en dirección hacia los pies, y para sedar ligeramente oblicua en dirección hacia la cabeza, es decir, en contra de la corriente.

IX.
TEORIA DE LOS PULSOS CHINOS Y SU PRACTICA

Como hemos dicho, para establecer el diagnóstico se utiliza en la medicina tradicional china el estudio de los *pulsos chinos*. Para comprobar el balance de la energía en el organismo, los chinos no solamente estudian el estado general del enfermo por medio de la anamnesis y del examen clínico (a lo cual, desde luego, nosotros agregamos todos los elementos de diagnóstico que conocemos por medicina occidental), sino que emplean muy especialmente la determinación de los pulsos chinos. A diferencia del pulso tal como conocemos en Occidente, los chinos reconocen *14 pulsos*, que para simplificar nosotros los reducimos a *12*. Los pulsos chinos están situados a ambos lados y se distinguen tres emplazamientos: *uno superior* o supraestiloideo, *uno medio* o estiloideo y *uno inferior* o infraestiloideo, que corresponden a su ubicación por encima, a la altura y por debajo de la apófisis estiloidea del radio, respectivamente.

X.
COMO SE TOMA EL PULSO

El diagnóstico

EL PULSO se toma colocándose el médico al lado del enfermo acostado. Con su mano derecha toma el pulso derecho del enfermo y con su izquierda el izquierdo, desde el lado cubital, de modo que las yemas de los dedos del médico miren hacia el radio, hacia afuera. La palpación se efectúa con los dedos medio, índice y anular, tomando como reparo la apófisis estiloidea del radio, punto central, en donde se apoya el dedo medio, de manera que el anular palpa el emplazamiento superior y el índice el inferior.

En *cada pulso* se distinguen *tres planos en profundidad*, según los chinos; pero para simplificar, *nosotros distinguimos dos*: uno *superficial* y otro *profundo*, dejando de lado el plano medio. En un cuadro adjunto (fig. 6), nosotros esquematizamos los diferentes pulsos chinos. Del *lado derecho*, el *pulso infraestiloideo*, corresponde superficialmente a Intestino Grueso y profundamente a Pulmón. El *pulso estiloideo o medio*, superficialmente corresponde a Estómago y profundamente a Bazo-Páncreas. Y el pulso *supraestiloideo*, siempre derecho, el superficialmente corresponde a Triple Función y profundamente a Circulación-Sexualidad. En el *brazo izquierdo* tenemos: el *infraestiloideo superficial*, Intestino Delgado; el profundo corresponde a Corazón. El *medio o estiloideo*, superficial es Vesícula Biliar y el profundo, Hígado. Y finalmente el *supraestiloideo* izquierdo, el superficial es Vejiga y el profundo, Riñón. En cada pulso se distinguen distintas propiedades, pero en este curso elemental nosotros distinguiremos exclusivamente *dos tipos de pulso*: el *pulso fuerte o duro* y el *pulso blando o débil*, con el objeto de facilitar la elección de los puntos de comando. Cuando nos encontramos, por ejemplo, con un pulso de Vesícula Biliar Fuerte, tenemos que elegir o buscar el punto sedante, o sea el 38 de Vesícula Biliar. Vamos a la parte externa de la pierna, observamos si el 38 de

Vesícula Biliar es doloroso, y entonces, coincidiendo con la sintomatología de un *enfermo con hipertonía* de la vesícula biliar con *pulso en más* y dolor en el punto sedante, podemos tener cierta seguridad de la corrección de nuestro diagnóstico y de la posibilidad de la eficacia del tratamiento.

	Superf.	*Prof.*	*Prof.*	*Superf.*	
Brazo Derecho	T.F. E. I.G.	C.S. B.P. P.	R. H. C.	V. V.B. I.D.	Brazo Izquierdo

Fig. 6. *Los pulsos chinos.*

La palpación abdominal

Desde el siglo XVIII se conoce en Japón un método de palpación abdominal que tiene interés en proporcionar elementos de juicio para el diagnóstico de enfermedades de los órganos internos.

La palpación se hace suavemente con tres dedos, primero superficialmente y luego en profundidad.

Se obtienen signos de vacío (*Inn*) y signos de plenitud (*Iang*).

Son *signos de plenitud*: pared tensa, dolorosa a la palpación superficial, piel cálida.

Son *signos de vacío*: pared flácida, poco elástica, dolorosa a la palpación profunda, piel fría, pulsaciones trasmitidas.

Puntos dolorosos especiales: alrededor de 14 V.C. corresponde al C; con respecto al ombligo: arriba (9 V.C.) al E, izquierda (16 R.-25 E.) al H; derecha (16 R.-25 E.) al P. El ombligo mismo y su contorno al B.P.

XI.

LA PRACTICA DE LA A POR EL METODO DE LOS PUNTOS DE COMANDO Y DE LOS PUNTOS PRINCIPALES

A CONTINUACIÓN expondremos lo necesario para una práctica racional de la Acupuntura y para dominarla en un tiempo relativamente breve:

Puntos de comando

En los meridianos chinos distinguimos en primer término los *puntos de comando*. Son los puntos fundamentales que sirven para estimular o sedar, regular el pasaje de la energía de unos meridianos a otros y regularizar el estado de salud del enfermo. Fundamentalmente distinguimos 5 *tipos de puntos* de comando.

El *punto de Tonificación (T.)*, que sirve cuando el enfermo presenta un pulso en menos o pulso débil. Los síntomas clínicos demuestran una hipostenia del órgano en cuestión, por lo cual punzamos el punto tonificante.

Otro punto de comando es el *punto Sedante (S.)*, que se punza en los casos inversos, es decir, cuando existe una plenitud del órgano, una hiperestenia. El pulso se presenta fuerte o duro.

Otro punto es el *punto Fuente (F.)*, que *es ambivalente*, es decir, que se puede utilizar como *tonificante o sedante*, según los casos, cuando ya se ha utilizado el punto tonificante o sedante y se quiere reforzar su acción (es decir, una vez utilizado uno de estos puntos se punza el punto fuente con el objeto de obtener un efecto mayor).

Otro punto es el *punto Pasaje*, también llamado "*Lo*". Es un punto en el cual se comunica un meridiano con otro. Se trata de un pasaje de un meridiano a otro, llamado meridiano cuplado, es decir, que están a la misma altura del pulso. Todos los meridianos que hemos mencionado por pares, superficiales y profundos en los pulsos son meridianos cuplados, por ejemplo: Vesícula Biliar e Hígado, Vejiga y Riñón, etcétera.

Otros puntos son: el *punto Heraldo (H.)* o *de Alarma*, cuyo nombre proviene de que el enfermo relata espontáneamente que le duele allí. No siempre está sobre el meridiano, muy a menudo está sobre otro meridiano; y el *punto de Asentimiento (A.)* o *Vesical* es un punto que se manifiesta en las enfermedades crónicas, sobre todo, y está ubicado en el meridiano de Vejiga; por ejemplo: el *15 de Vejiga* es un punto de *Asentimiento de Corazón*, es decir, *duele en las afecciones crónicas de corazón* y punzando ahí se obtiene una mejoría de ese órgano.

Además de los puntos de comando existen en los meridianos otros *Puntos Importantes*, de los cuales mencionaremos aquí en este curso los principales. Quiere decir que, teniendo en cuenta que tenemos 12 meridianos y en cada uno hay 5 puntos de comando, hay unos *60 puntos fundamentales* y además los puntos principales de Vaso Gobernador y de Vaso Concepción, o sea *otros 10 puntos más o menos* y unos *20 ó 30 puntos más importantes*, en total unos 100 puntos, aproximadamente, de Acupuntura, que consideramos suficientes para una buena práctica de la misma. Una vez establecido el diagnóstico por el pulso y que sabemos qué pulsos están en más o en menos, recomendamos ir a buscar los puntos de comando que concuerdan con el pulso, según lo que hemos dicho, y punzar en consecuencia esos puntos de comando, agregando los puntos principales o puntos ya probados por la experiencia para determinadas afecciones de órganos o determinadas enfermedades. Esta es la base que recomendamos como método para los que quieran hacer una Acupuntura razonada.

Y antes de pasar a estudiar los puntos antedichos recordaremos que en los meridianos *circula la energía* (tomando como punto de partida el meridiano de corazón) según esta dirección: de *Corazón* a *Intestino*

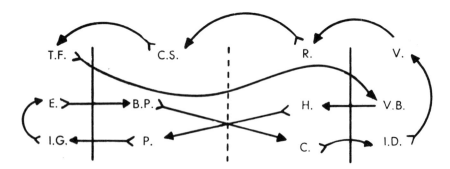

Fig. 7. *Circulación de la energía.*

Delgado, Vejiga, Riñón, Circulación-Sexualidad, Triple Función, Vesícula Biliar, Hígado, Pulmón, Intestino Grueso, Estómago, Bazo-Páncreas, para volver a *Corazón*. En el esquema adjunto podrá verse un dibujo que puede servir como medio Mnemotécnico (fig. 7).

Máxima actividad horaria

Cada *Ching* o meridiano tiene *dos horas* de *máxima actividad* diaria, y disponiéndolos en orden tenemos el siguiente cuadro:

CUADRO DE LA MAXIMA ACTIVIDAD HORARIA

3 a 5 hs Pulmón → 5 a 7 hs Int. Grueso → 7 a 9 hs Estómago
9 a 11 hs Bazo-Páncreas → 11 a 13 hs Corazón → 13 a 15 hs Int. Delgado
15 a 17 hs Vejiga → 17 a 19 hs Riñón → 19 a 21 hs Circulación-Sexualidad
21 a 23 hs Triple Función → 23 a 1 hs Vesícula Biliar → 1 a 3 hs Hígado

En esta relación el meridiano que precede en la corriente energética se llama *madre* y el que sigue *hijo*. Así el Intestino Grueso es madre del Estómago, etcétera.

Se llaman *meridianos cuplados* los que están apareados en el pulso y circulan apareados en el cuerpo (véase cuadro de los pulsos), por ejemplo: C. e I.D., B.P. y E., etcétera.

Se llaman *meridianos antípodas* los meridianos que según su horario *distan 12 horas* en su máxima actividad del otro. Esto se puede ver en el cuadro de máxima actividad horaria, observando la relación entre los meridianos de la primera línea y la tercera, y de la segunda línea y la cuarta. Por ejemplo: el Pulmón y Vejiga son antípodas horarios, pues el primero tiene su máxima actividad de 3 a 5 horas y el segundo de 15 a 17 horas, etcétera.

En *cada meridiano describiremos*, en la Segunda Parte, brevemente, su *trayecto* y, fundamentalmente, dónde se encuentran ubicados sus *puntos de comando*, y sus *puntos importantes* que tienen acciones concretas y bien establecidas por la experiencia. Para ello hemos adjuntado una serie de mapas, que constituyen un verdadero Atlas.

XII.
TECNICA DE A Y M

Acupuntura

EN LA ANTIGÜEDAD había unos 9 tipos de agujas, como muestra la fig. 8, la mayoría de punta afilada y una de punta roma.

Algunas son más finas, otras más gruesas, otras más largas. En la fig. 9 se ve una fotografía de agujas tal como se usan hoy.

Actualmente se usan *agujas de acero inoxidable, oro* o *plata*, de diferente grosor y longitud. La calidad del metal no parece influir en la Acupuntura. Las agujas de acero inoxidable, aparte de baratas y prácticas, se pueden hacer más largas y punzar a más profundidad.

El grosor es de 0,15 a 0,45 mm y el largo de 1,5 a 16 cm.

Las agujas presentan *un mango, una base, un cuerpo y una punta*.

Con agujas de coser comunes (de acero inoxidable) puede hacerse Acupuntura, en caso de no tener a mano las agujas de A. Las agujas de coser tienen el inconveniente de ser rígidas y por lo tanto más quebradizas.

Nosotros empleamos a menudo la inyección de suero fisiológico o xilocaína con agujas finas y jeringa en los puntos chinos; el efecto es aparentemente el mismo que insertando agujas.

Las agujas deben *conservarse secas*, en cajas apropiadas.

Preparación

Una vez palpado el punto doloroso y bien localizado, puede masajearse la zona y distraer al enfermo. Se le puede indicar toser antes de introducir la aguja o ejercer presión con los dedos en la zona vecina de la piel para hacer doler menos.

Se lavan las manos con agua y jabón, luego alcohol de 70°. Las agujas pueden esterilizarse en alcohol de 70°.

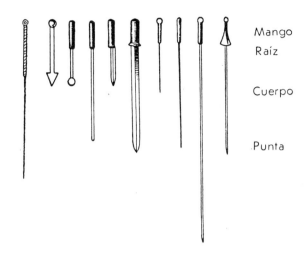

FIG. 8. — Tipo de agujas en la antigüedad.

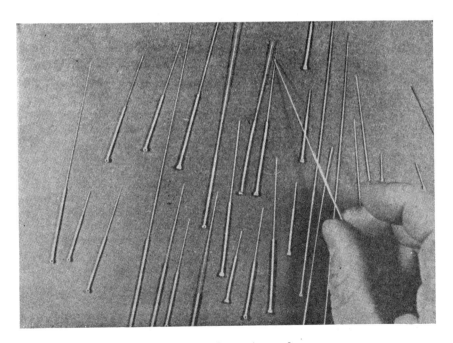

FIG. 9. — Tipo de agujas modernas.

El *enfermo* debe estar *acostado*. Es mala técnica hacer la Acupuntura estando el enfermo sentado o parado. Conviene esperar más de una hora de la ingestión de alimentos para punzar.

La primera vez que se hace Acupuntura no se harán más de tres puntos, sobre todo en enfermos débiles o pusilánimes.

No debe haber apuro ni nerviosidad.

Si hay mareos, náuseas o temor, suspender.

El enfermo debe estar en reposo y quieto.

La aguja se toma entre el índice y el pulgar por el mango y se introduce por medio de *pequeños golpes* o por medio de *movimientos giratorios*.

La *profundidad* es diferente según el punto.

Es de 0,1 a 0,3 cm en la cara, en tanto que en la nalga puede ser de varios centímetros, como una aguja intramuscular.

El enfermo *siente* en el punto punzado, sobre todo al rotar la aguja, *sensación de pesadez, de distensión, de calor o enfriamiento o de corriente eléctrica*; algunos enfermos sienten un gusto metálico en la boca.

Los *médicos japoneses* usan agujas finas que se guían con dos dedos (*A*) o dentro de unos tubitos que les sirven de guía-soporte para la introducción (*B*) (fig. 10).

La aguja puede introducirse perpendicularmente, en ángulo de 55° o de 15°. Según algunos, es conveniente (como dijimos anteriormente) introducir la aguja en favor de la corriente del *Ching* para tonificar y en contra para sedar.

Existen varios *métodos de punción* (FinLiDa y Parmenenkov):

Método directo o simple: Se introduce la aguja hasta una profundidad definida. Para *tonificar* un punto local se hace una moderada excitación girando la aguja. Para *sedar*, con la misma aguja se hace una excitación más fuerte.

Se retira de golpe.

Método de puntura en giración: Al entrar y retirar la aguja se hace girar alrededor del eje. Se produce una excitación más fuerte del punto.

Para *tonificar* localmente, girar despacio, hacer movimiento giratorio pequeño y mantener la aguja menos tiempo.

Para *sedar*, girar rápidamente la aguja, rotarla lo más posible y hacer durar más tiempo la Acupuntura.

Método de introducir la aguja, dejándola en permanencia un cierto tiempo: Se introduce la aguja hasta cierta profundidad hasta que se sienta hinchazón, calor o enfriamiento o electricidad y se deja de 5 a 60 minutos.

Da un efecto sedante.

Método de cavar: Se introduce la aguja hasta cierta profundidad y se la hace mover hacia arriba y abajo. Cuando la irritación es débil, es estimulante y cuando es fuerte, sedante (se refiere siempre al efecto local).

Método intermitente: Es un método análogo. Se usa en los músculos: la aguja se pone y se saca varias veces pero inclinándola en diferentes direcciones.

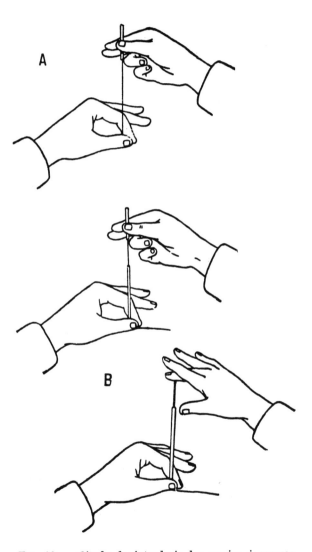

Fig. 10. — Método de introducir las agujas japonesas.

El objeto es conseguir la *vasodilatación local* y el *debilitamiento del músculo*.

Método intermitente, más permanencia de la aguja: Es una variante del método anterior; la aguja se mueve en diferentes direcciones, previa extracción, pero en cada zona se deja cierto tiempo.

Se usa en las *neuralgias*.

Método de la punción y dar papirotazos sobre el mango de la aguja que se dejó en el cuerpo: Da sensación de calor, frío, hinchazón, etcétera.

Se usa sobre todo en caso de parálisis.

Método de la puntura desordenada: Una vez introducida la aguja se hacen punturas fuertes o giraciones intensas en distintas direcciones. Se usa en casos de dolores agudos o intensos.

Método de las punturas superficiales: Punciones no mayores de 4 mm.

Se usan en los niños y enfermos debilitados.

Método de la presión con los dedos sin usar agujas: Se utiliza la parte ancha del pulgar.

Se puede producir efecto sedante o tonificante, según la intensidad de la presión.

Se usa en los niños chicos.

Método inyectando una sustancia en el punto: Se puede inyectar agua destilada (es dolorosa) o novocaína o xilocaína en el punto chino, o suero fisiológico.

El efecto al parecer es el mismo; en algunos casos, pareciera más rápido que la introducción de la aguja sola.

La infiltración novocaínica o con cortisona en la piel de las articulaciones es una Acupuntura hecha modernamente por los médicos, aunque ignoren la medicina china: sólo que emplean puntos dolorosos al azar, en vez de guiarse por la experiencia milenaria de los chinos. Por ejemplo, para la articulación de la rodilla hay *dos puntos claves* (8 H., 9 B.P.), a veces a lo sumo un tercero (54 V. ó 57 V.). Punzando ahí se alivia la rodilla, sea que se claven las agujas o se inyecte xilocaína o agua destilada (aconsejamos la xilocaína inyectada lentamente, ya que así no duele casi nada).

Orden de las punciones

Se recomienda empezar, en general, de arriba hacia abajo, desde la cabeza hasta los miembros inferiores. Empezar por el *punto principal* o *clave*, o *maestro*, y luego por los *accesorios*. De éstos se recomienda hacer primero los menos dolorosos.

Las punciones alejadas, o sea de los puntos de comando, se hacen primero. Lo más importante es localizar bien los puntos y la profundidad de la aguja.

No se aconseja punzar la cara la primera vez que se hace Acupuntura a un enfermo, salvo casos especiales o enfermos decididos.

Orden para retirar

Se aconseja el orden inverso, girando levemente la aguja. Cuando salió la mitad, dejarla un minuto más y después sacarla casi toda y luego esperar un poco y retirar. Así no hay habitualmente sangre ni dolor.

Si hay dificultad para extraer la aguja, cosa que puede ocurrir porque la misma se "agarra" a la piel, se espera un tiempo. Si no se relaja la zona, se pueden poner 2 ó 3 agujas alrededor para que afloje. Nunca retirar la aguja bruscamente, porque se puede romper.

A veces un pequeño movimiento de la aguja es suficiente.

El mejor método para retirar la aguja consiste en ejercer presión sobre la piel con dos dedos de la mano izquierda y con la mano derecha se hace girar con prudencia la aguja y se retira despacio.

Complicaciones de A

Rotura

Puede producirse por mala calidad de la aguja, por ser poco elástica, por haberse doblado anteriormente, por un movimiento brusco del enfermo, por una introducción rápida y brusca o por punzar en una persona obesa con una aguja muy fina.

Reacciones locales

Generalmente sin importancia: hematomas, hinchazón. Se recomiendan masajes, compresas frías y después calientes.

Desmayo

Puede ser por debilidad, anemia, *miedo*, neurastenia, cansancio grande y hambre.

Puede deberse a una punción demasiado brusca.

También puede obedecer a un defecto de técnica, al no acostar al enfermo y tranquilizarlo antes de la punción.

La A hecha con prudencia es inocua y se puede aplicar en la clínica diaria.

XIII.
LA MOXIBUSTION

Se aplica a veces en los mismos puntos que la A y a veces en otros. Hay puntos prohibidos de A y puntos prohibidos de M.

En general, no se debe hacer M en la región de la cabeza, corazón, cerca de grandes vasos sanguíneos o de los órganos genitales.

Técnica

Antes se usaban conos, los que se inflamaban y quemaban la piel, dejando una quemadura.

En China moderna usan cigarrillos de artemisa, cosechada al fin de la primavera y cuyas hojas se trituran.

Diferentes formas de Mx

1) *Mx. moderada*: Se pone el cigarrillo encendido a 3 cm de la piel y se mueve hacia arriba y abajo. Es el que más se usa (fig. 11).
2) *Mx. igual a la anterior*, pero tapando el punto con una gasa para evitar quemaduras por las cenizas.
3) *Método combinado*: Consiste en hacer Acupuntura y se trasmite con el cigarrillo calor a la aguja. Intensifica el efecto de la A.

La *Mx. directa* que se usaba en la antigüedad, y se ha abandonado por ser muy dolorosa.

En Occidente se combinan *dos métodos*:

1) Con un tubo de ensayo con agua caliente se tocan los puntos.
2) Hecha la Acupuntura, se puede calentar el mango con un cigarrillo común.

Al comenzar la Mx., sobre todo en niños o personas débiles, no hacer más de 3 minutos.

La Mx. se puede hacer día por medio y en el curso de 15 a 20 sesiones, según los casos.

Electro-Acupuntura

Consiste en pasar corriente eléctrica después de punzar.

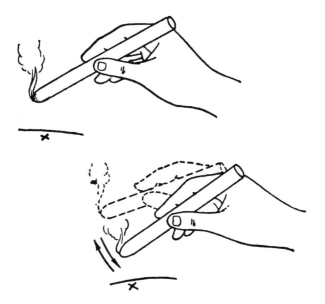

Fig. 11. — Moxibustión por medio del cigarrillo de artemisa.

Segunda parte

ESTUDIO RAZONADO DE LOS MERIDIANOS O CHINGS [1]

---

[1] Respecto a la *nomenclatura,* hemos adoptado la vigente en el orden internacional, mediante los números aceptados para cada *Ching* en Occidente. Cada punto se denomina además con el nombre chino, usando la fonética castellana. La *h* debe pronunciarse aspirada o como una jota suave (Ej.: 4 I.G. = *Ho Ku*).

Los puntos y meridianos o chings pueden localizarse en las láminas del ATLAS.

I.
CHING DEL CORAZON

EL CANAL o *meridiano* o *Ching del corazón*, comienza en el hueco de la axila y desciende por la cara anterointerna del brazo para terminar en la extremidad del dedo auricular. Comprende *9 puntos*.
La energía viene del B.P. y pasa al 1 I.D.

Puntos de comando [1]

Son el *tonificante* (9 C. o *Chao Tch'ong*), sedante y fuente (7 C. o *Chenn Men*), Lo (5 C. o *T'ong Li*), asentimiento (15 V. o *Sinn-Iu*), heraldo (14 V.C. o *Chu Chue* o *Sin Koan*).

PUNTOS DE COMANDO

Tonificante	Sedante y fuente	Pasaje (Lo)	Asentimiento, correspondiente o vesical	Heraldo o alarma	Punto psíquico
9 C. Chao-Tch'ong	7 C. Chenn Men	5 C. T'ong li	15 V. Sinn-iu	14 V.C. Tsiu-Koan	3 C. Chao-Hai

El punto de *tonificación* (9 C. *Chao-Tch'ong*) que está situado en la cara dorsal del dedo meñique a 3 mm por encima y afuera (lado del pulgar) del ángulo ungueal externo. Se usa cuando el pulso de C. está en menos y existe sintomatología de *hiposistolia cardíaca* con bradicardia y arritmia, edema de miembros inferiores, oliguria, digestión

---

[1] Sobre la sintomatología correspondiente a cada punto se insistirá en la parte titulada "Estudio topográfico de los 148 puntos principales" (pág. 179).

lenta, inapetencia, tristeza, melancolía, ansiedad, miedo, angustia con palpitaciones, temor, pena, inquietud, etcétera.

Es un punto tonificante físico y psíquico. Se puede asociar 7 C., 3 H. (sedación), 15 V., 17 V., 21 R., 23 R.

Otro punto de comando es el *punto sedativo* (7 C. o *Chenn Men*) ubicado en el pliegue de la muñeca, sobre la arteria cubital, en el borde externo del pisciforme. Se utiliza *para sedar* el meridiano del corazón en los casos en que el pulso del corazón está en más, con los síntomas siguientes: taquicardia con arritmia, palpitaciones violentas nerviosas, angustia nerviosa, miedo, irritabilidad, cólera, emotividad, etc. En la hipertensión arterial *actúa sobre la mínima*. Asociar al 16, 17 y 18 de I.D. (hacer el punto que duele).

En *crisis agudas de insuficiencia cardíaca* asociar: 7 C.(T.), 7 y 9 C.S.(T.).

Si hay *disnea*: 9 P.(T.) y 9 B.P.; si hay edema: 5 C.(T.), 3 H.(S.), 5 P.

Si hay *dolores de angina precordial*: 6 C.S.

Si hay *oliguria dominante*: 5 C.(T.), 3 H., 7 R.(T.), 1 ó 2 R.(S.), 31 V., 26 V.B.

El punto 7 C. o Chenn Men que acabamos de describir, es a la vez *punto fuente*, es decir que tiene un carácter ambivalente, lo que quiere decir que puede utilizarse en sedación o en *tonificación*. En este último caso refuerza el efecto del punto 9 C.

Otro punto de comando es el de *pasaje* (5 C. o *T'ong li*) situado en la cara anterior de la muñeca, sobre la arteria cubital, a la altura de la apófisis estiloides cubital un través de dedo del pliegue de la muñeca y que se utiliza para el equilibrio energético entre corazón e intestino delgado: trastornos cardíacos asociados con trastornos *intestinales y digestivos*; acción tonificante sobre estados emotivos. *Trac* de los artistas y examinados, *glaucoma emotivo*. Punzando el 5 C. se quita el temor e inquietud preexaminatoria.

Aparte de estos puntos de comando, podemos mencionar un *punto importante* del meridiano de corazón, que es el 3 C., llamado también *punto psíquico* y que se punza en aquellos casos de *emotividad* aguda o crónica para sedar estados emotivos. Está situado este punto justo en la parte interna del pliegue del codo cuando el antebrazo se pliega al máximo sobre el brazo.

Las indicaciones para el 3 C. son:

Psicopatías, enfermedad de Reynaud, estados emotivos, espasmos del codo.

El 3 C. es muy efectivo en *deprimidos* con surmenage intelectual y fondo emotivo excesivo; tristeza, sensación de vacío en la cabeza, dificultad para encontrar las palabras (5 C.) y para el trabajo intelectual. Palpitaciones al menor movimiento. Tendencia a los síncopes o desfallecimientos, indigestiones (37 V.B.), temblores de manos y pies.

Finalmente corresponde mencionar el *punto de asentimiento o punto vesical* del corazón o sea el 15 V. o *Sin Iu*, situado a dos traveses de dedo de la línea media posterior, entre la 5ª y 6ª apófisis dorsal. Se utiliza en los enfermos *cardíacos crónicos*, cuya mayoría presenta también trastornos vesicales y en los estados de *gran emotividad* o impresionabilidad con palpitaciones (emotivos crónicos).

El *punto heraldo* del corazón, o de *alarma*, es el 14 V.C.: *Tsiu-Koan*, situado sobre la línea media supraumbilical a un través de dedo por debajo del apéndice xifoides. Es un punto situado en la *zona digestiva* del meridiano de Vaso Concepción. Se punza en los enfermos *cardíacos con trastornos digestivos*, en los cuales este punto duele: angustia nerviosa con palpitaciones, espasmo estomacal, vómitos.

Según nuestra opinión, el 1 C. (en el hueco de la axila, sobre 1ª y 3ª costilla, es un punto de alarma cardíaco).

II.

EL CHING O MERIDIANO DEL INTESTINO DELGADO

Es EL meridiano cuplado en el pulso con el Ching del corazón. Es un meridiano *Yang*. *Comienza en el dedo auricular*, remonta a lo largo del brazo sobre su cara póstero interna, pasa por detrás de la espalda al cuello y a la cara donde se termina delante de la oreja algo por delante del *tragus*. Comprende 19 puntos. Es *centrípeto*.

La energía viene del 9 C. y pasa a V. (de 18 I.D. a 1 V.).

Puntos de comando

Son el *Tonificante*: 3 I.D. (*Heu Ts'i*); *Sedante*: 8 I.D. (*Hsiao Hai*); *Fuente*: 4 I.D. (*Oan Ku*); *Lo*: 7 I.D. (*Tche-Tcheng*); *Heraldo*: 4 V.C. (*Koann-Iuan*); *Asentimiento*: 27 V. (*Siao-Tch'ang Iu*).

PUNTOS DE COMANDO						
Tonificante	*Sedante*	*Fuente*	*Pasaje*	*Heraldo*	*Asentimiento*	*Punto import.*
3 I.D.	8 I.D.	4 I.D.	7 I.D.	4 V.C.	27 V.	15 I.D.
Heu-Ts'i	Siao-Hai	Oann-Ku	Tche-Tcheng	Koann-Iuann	Siao-Tch'ang-iu	Tsiann-Tchong

El *punto Tonificante*, 3 I.D. (*Heu Ts'i*), está situado en el borde cubital de la mano, un través de dedo encima de la articulación metacarpofalángica. Se determina fácilmente poniendo en flexión el meñique y el punto se localiza en la extremidad del pliegue formado.

Es capital para tonificar los llamados vacíos del *Ching* de intestino delgado, es decir, en la *hipotonía de intestino delgado*, constipación pertinaz y atónica, con pulso débil del mismo, y sirve también para combatir el *entorpecimiento intelectual* del mismo origen.

Además de su acción como punto de comando, el 3 I.D. se utiliza en los *trastornos oculares* como queratitis, blefaritis, etc., y *auriculares* como sorderas con zumbidos y como *punto anticonvulsivo*, es decir, en las tortícolis, rigidez de nuca, contracturas y sacudidas, coreas, temblores de pies y manos (parkinsonismo, epilepsia, tétanos, etc.). En estos casos se debe hacer *en sedación*, es decir, con la aguja orientada hacia la punta del dedo.

El *punto Sedativo* de intestino delgado es el 8 I.D. (*Siao-Hai*), situado bilateralmente en la cara posterointerna del codo, en la parte inferior de la gotera cubital, a un través y medio de dedo de la punta del olécranon. Se utiliza en los *trastornos hiperesténicos* del intestino delgado (diarreas, dolores, espasmos) y en *convulsiones y espasmos* diversos (corea, eclampsia, tortícolis).

El *punto Fuente* es el 4 I.D. u *Oann Ku*, situado sobre el borde cubital de la mano a un través de dedo debajo del pliegue de la muñeca, sobre la cara interna de la base del quinto metacarpiano, entre éste y el hueso ganchoso. Es un punto que tiene, como todos los puntos Fuente, una acción ambivalente, es decir, puede reforzar el efecto tonificante o sedante según se haga en tonificación o sedación.

Está indicado en los trastornos intestinales y además en artritis de codo, muñeca y dedos, queratitis, zumbidos de oídos, dolores del pecho y brazo, pleuritis.

El *punto de Pasaje* o "*Lo*" es el 7 I.D. o *Tche-Tcheng*, situado en la cara posterointerna del brazo, entre el músculo y el cúbito, a mitad de la distancia que va del pliegue de flexión del codo, brazo flexionado al máximo, al pliegue de flexión de la muñeca. Es sedante o tonificante según el pulso de la cupla corazón-intestino delgado. Se usa en trastornos de I.D. y C.

Finalmente, el *punto Heraldo* es el 4 V.C. o *Koang-Iuann* sobre la línea umbilical (pubis-ombligo), en la unión de su tercio inferior y medio.

El *punto Vesical* o de *Asentimiento* es el 27 V. o *Siao-Tch'ang-Iu* sobre el sacro, dos traveses de dedo del primer agujero sacro sobre la espina ilíaca posterosuperior y se usa en las *afecciones intestinales* y *duodenales crónicas* que presentan trastornos vesicales, enterocolitis, diarreas, constipación, hemorroides, etcétera.

Finalmente, el 10, el 11, el 12 y 13 de intestino delgado se emplean en las *algias* del hombro y omóplato. Se pueden ver en los mapas adjuntos para su localización. *Todos los puntos de cada meridiano*, recordemos, incluso los de comando, *tienen un efecto local en la zona donde se encuentran.*

Sobre 14 y 15 I.D., ver pág. 187.

Apéndice

Agregaremos algunas *indicaciones* interesantes del punto *16 I.D. (T'ian Tch'uang)*, situado en la cara lateral del cuello, en el hueco que está debajo y atrás del 18 I.G.:

Afonía, amigdalitis, tortícolis.

Sordera y acúfenos.

Ictus apoplético, hemiplejía.

Hipertensión arterial.

III.

MERIDIANO DE PULMON

Es UN meridiano centrífugo, y va desde el 2º espacio intercostal en la parte superior y externa del tórax, debajo de la clavícula, hasta la mano, donde termina en el pulgar. Consta de 9 puntos. La energía viene del H. (de 14 H. a 1 P.) y pasa a 1 G. (de 7 P. a 4 I.G.).

Puntos de comando

Son el *Tonificante*, 9 P. (*T'ae-Iuan*); *Sedante*, 5 P. (*Tch'e Tche*); *Fuente*, 9 P.; *Lo* o *Pasaje*, 7 P. (*Lié Tsiué*); *Heraldo*, 1 P. (*Tchong Fu*); de *Asentimiento*, 13 V. (*Fei Iu*).

PUNTOS DE COMANDO					PUNTOS IMPORTANTES
Tonificación y fuente	*Sedante*	*Pasaje*	*Heraldo*	*Asentimiento*	*Punto importante*
9 P.	5 P.	7 P.	1 P.	13 V.	11 P.
T'ae-Iuan	Tch'e Tche	Lié-Tsiué	Tchong-Fu	Fei-Iu	Chao-Chang

El *punto de Tonificación* es el *punto 9* (*T'ae-Iuan*), que está situado en la cara anterior de la muñeca, en la gotera radial, sobre el pliegue de flexión.

Se utiliza en la *insuficiencia funcional pulmonar*: asma, enfisema, *hemoptisis*, estados pulmonares desesperados, y en *trastornos circulato-*

rios y afecciones vasculares (hipotensión —sobre la Mx.—, extrasístoles, dolores precordiales) en la Psicastenia con agotamiento, melancolía, insomnio.

En la *tendencia a las hemorragias*, en el sector superior del cuerpo y cabeza, es *hemostático*. Se punza en las *arteritis* en general.

El *punto 5 de Pulmón o Sedante*, o *Tch'e Tche*, se encuentra situado en la mitad del pliegue del codo por fuera del tendón del bíceps. Se utiliza en los *desarreglos funcionales por exceso* de pulmón: congestiones, bronconeumonías, asma, tos con expectoración purulenta, etc., y cuando el pulso de pulmón está en más. Actúa también sobre las *afecciones cutáneas* de la cara y *contracturas* de miembro superior y general.

El 7 de *Pulmón*: es el *punto Pasaje o Lo* (*Lié-Tsiué*); con el *Ching* de I.G. está situado en la cara anterior de la muñeca, gotera radial, sobre la arteria, un través de dedo encima de la estiloides radial. Se utiliza en el *reequilibrio energético* entre pulmón e intestino grueso, es decir, *trastornos congestivos pulmonares* acompañados por *trastornos funcionales del intestino grueso*. Además se utiliza en *espasmos, paresias* y parálisis del brazo y antebrazo y en afecciones de cabeza y nuca, sobre todo como *punto clave para la cefalea y migraña* con náuseas y *neuralgias del trigémino*. El 7 P. es el punto clave de la mayoría de *asmas*.

El 1 de *Pulmón* (*Tchong Fu*). Es el *punto Heraldo* situado debajo de la clavícula, a la altura de la 3ª costilla, hacia el lado externo del tórax. Es el punto de alarma del meridiano de pulmón y se utiliza en todas las afecciones pulmonares y en los casos de tos, con expectoración fétida y *supuraciones broncopulmonares*.

El *punto de asentimiento del pulmón* es el 13 V. (*Fei Iu*), situado a dos traveses de dedo de la línea posterior entre la 3ª y 4ª vértebra dorsal. Se usa en bronquitis y asma en general agudas y en las *afecciones crónicas del pulmón* y también en traumatismos psíquicos, enfermos apáticos con reacción vital deficiente y estado de obnubilación intelectual. Se combina con el 38 V. (éste aumenta las defensas).

IV.

MERIDIANO DE INTESTINO GRUESO

El meridiano de intestino grueso está cuplado en el pulso con el meridiano de pulmón. Es un meridiano *centrípeto*, yang, que corre por la parte externa del brazo y el antebrazo, partiendo del dedo índice y llegando por arriba hasta la nariz.

La energía viene de 7 P. (a 4 I.G.) y va a E. (de 20 I.G. a 1 E.).

Puntos de comando

Son: el de *Tonificación*, 11 I.G. (*Tsiu Ch'e*); *Sedante*, 2 y 3 I.G. (*El Tsienn* y *Sann-Tsien*); *Fuente*, 4 I.G. (*Ho-Ku*); *Lo* o *Pasaje*, 6 I.G. (*Piann-Li*); *Heraldo*, 25 E. (*Tiann-Ch'u*) y de *Asentimiento*, 25 V (*Ta-Ch'ang Iu*).

		PUNTOS	DE COMANDO		
Tonificante	Sedante	Fuente	Pasaje Lo	Heraldo	Asentimiento
11 I.G. Tsiu Tch'e	2 I.G. 3 I.G. El-Tsienn Sann-Tsien	4 I.G. Ho-Ku o Je-Gu	6 I.G. Piann-Li	25 E. Tiann Tch'u	25 V. Ta-Tch'ang Iu
		PUNTOS	IMPORTANTES		
El punto del dentista	Sedante o tonificante sintomático		Sedante o tonificante sintomático		El punto pituitario
1 I.G. Chang Iang	10 I.G. Cheu-Sann-Li		15 I.G. Tsienn-Iu		20 I.G. Ing-Siang

El punto de *Tonificación* de intestino grueso es el punto *11* o *Tsiu Tch'e* situado en el borde externo del antebrazo, en la extremidad externa del pliegue de flexión del codo cuando el codo está flexionado al máximo. Es un punto que se utiliza en la *insuficiencia funcional del intestino grueso*: constipación atónica, por inercia del intestino grueso y cuando el pulso de intestino grueso está en menos. Aparte se utiliza por su efecto en las *parálisis y paresias de miembro superior y generales* y como punto tonificante en las afecciones cutáneas, sobre todo las *afecciones cutáneas de la cara*.

Se usa en *sedación* en *contracturas, algias y artritis* de miembro superior y hombro, adenitis cervical, espasmos del estómago, e inflamaciones de ojos, nariz y garganta.

Existen *dos puntos de comando sedativos* del intestino grueso que son: *el 2, El Tsien* y *el 3, Sann-Tsien* que están situados en la parte externa, por debajo y por encima de la articulación metacarpo-falángica del índice del lado del pulgar. Son puntos especiales que se usan simultáneamente para calmar las funciones y los dolores agudos en la hiperfunción del intestino grueso (cuando el pulso del intestino grueso está en más) y el enfermo presenta una hipertonía intestinal con cólicos y emotividad.

El *punto Fuente* de intestino grueso es el *4* o *Ho-Ku*, situado en el ángulo formado por el 1º y 2º metacarpiano, del lado del 2º. Es un punto ambivalente que sirve para *regularizar* la función del *intestino grueso* reforzando la acción de los puntos sedantes o tonificantes. El *Ho-Ku* es además un punto de *tonificación general* que se usa muchas veces en combinación con el 36 de Estómago o *Tsu san li*. Por otra parte, el *Ho-Ku* es un punto casi universal para las anginas y para todas las *afecciones* relacionadas con la *zona de inervación del trigémino*, es decir, enfermedades de la *boca* (dolor de dientes), de la *nariz*, de la *garganta*, etcétera.

El *punto de Pasaje* es el *6* (*Piann Li*), situado sobre el borde externo del antebrazo en la unión de su cuarto inferior y medio de la línea que va de la estiloide radial a la cabeza del radio. Se utiliza en el reequilibrio energético entre intestino grueso y pulmón. Además tiene una acción tonificante muscular en las *parálisis flácidas* de miembros superiores.

Dos puntos importantes del meridiano de intestino grueso aparte de los citados puntos de comando son: el 1 I.G. (*Chang-Iang*), llamado también el *punto del dentista* que calma instantáneamente las odontalgias del maxilar inferior.

Otro punto importante es el 10 I.G. o *Cheu-San Li*, situado a 3 traveses de dedo debajo del 11 I.G., es decir, de la extremidad externa del pliegue del codo, es de acción ambivalente. Se utiliza como tonificante en las *paresias y parálisis*, en la *piorrea alveolar*, en las *indigestiones*, como sedante en la *constipación espasmódica, neuralgias faciales, neuralgias del codo*, etcétera.

El 10 I.G. tiene efecto sobre el *hígado*; actúa también cuando hay *indigestión* con *edema* de la cara (mentón, labios, mejillas).

El *punto de Alarma o Heraldo* del intestino grueso, es el 25 E. (*Tiann Ch'u*), situado bilateralmente en el abdomen a 3 traveses de dedo y medio aproximadamente hacia afuera del ombligo. Es un punto cuyo dolor espontáneo atrae la atención del médico sobre los trastornos del meridiano de intestino grueso, en cuyo caso debe punzarse.

El *punto de Asentimiento o Vesical* es el 25 V. (*Ta ch'ang Iu*), situado en el dorso, entre las apófisis trasversas de la 4ª y 5ª vértebra lumbar, a dos traveses de dedo de la línea media y se utiliza en las afecciones de intestino grueso crónicas, en las que se observa trastornos urinarios.

Finalmente mencionaremos el 20 I.G. (*Ing-Siang*), situado en la cara, en la parte posterior e inferior del ala de la nariz, en donde termina el pliegue naso-geniano. Es un punto que se utiliza en las *rinitis y sinusitis*. Se asocia a 11 I.G., 4 y 5 E.

V.

CHING DE LA CIRCULACION-SEXUALIDAD

(Constrictor del Corazón)

Es UN canal *Inn, Bilateral,* de corriente *centrífuga,* que viene de 1 Riñón y pasa a nivel del punto 8, al de Triple Función.

Actúa sobre las funciones circulatorias y sexuales (más precisamente sobre los trastornos psíquicos inherentes).

Comienza en el *tórax,* a un través de dedo hacia afuera del mamelón, luego desciende a lo largo de la parte anterior del brazo entre el canal del pulmón y del corazón, para terminar en el *dedo medio.* Comprende 9 puntos.

Puntos de comando

Punto de Tonificación: El 9 C.S. (*Tchong Tch'ong*).
Punto Sedante: El 7 C.S. (*Ta Ling*).
Punto Fuente: El 7 C.S. (*Ta Ling*).
Punto de Pasaje o Lo: El 6 C.S. (*Nei Koann*).
Punto de Alarma: El 1 C.S. (*Tian Tch'e*) (circulación) y 11 R. (*Hong Ku*) (sexualidad).

Según Soulie de Morand serían 15 V.C. (circulación) y 6 V.C. (sexualidad).

Punto de Asentimiento: El 14 V. (*Tsiue In Iu*).

PUNTOS DE COMANDO					
Tonificante	Sedante	Fuente	Pasaje	Heraldo	Asentimiento
9 C.S.	7 C.S.	7 C.S.	6 C.S.	1 C.S.	14 V.
Tchong Tchong	Ta-Ling	Ta-Ling	Nei-Koann	Tiann-Tch'e	Tsiue-Inn-Iu

Punto Tonificante, 9 C.S. (*Tchon Tch'ong*) : Está indicado cuando el pulso de C.S. está en menos. Se localiza en la extremidad del dedo medio, a 2 mm detrás del ángulo ungueal, lado pulgar.

Enfermedades cardíacas y circulatorias hiposténicas (angina de pecho, insuficiencia cardíaca, etc.).

Deficiencia sexual.

Acción sobre la amnesia (también 20 V.G.).

Parestesias y neuritis de manos y cérvico-braquiales.

Punto Fuente y Sedante, 7 C.S. (*Ta Ling*). Como Fuente tonificante se emplea para reforzar, punzándolo en tonificación, la acción del 9 C.S.

Como sedante, actúa sobre los *trastornos hiperesténicos de la función circulatoria y del corazón*.

Eretismo sexual (ninfomanía, priapismo, onanismo).

Efecto sobre gastritis aguda, hemorragia del estómago, hematurias, etcétera.

Punto Lo, 6 C.S. (*Nei Koann*) : A tres traveses de dedo escasos del pliegue de la muñeca.

En los desequilibrios de la cupla C.S. y T.F. cuando duele y los síntomas lo indican. Endoperimiocarditis. Hemorragia ocular. Neuralgia epigástrica, sobre todo en cardíacos. Vómitos, neurosis, psicastenia, enfermedades del estómago. Histeria, psicastenia. En dolores abdominales, vómitos, etc., se asocian 6 C.S., 4 B.P. y 36 E.

Tiene acción tonificante en la *psicastenia* en donde se combina con otros puntos como 14 V.G., 4 V.C., 15 V.C., 36 E., 6 B.P., etcétera.

Es muy *efectivo* en las *afecciones del estómago* y en los *vómitos* (vómitos de las embarazadas) y en las *hemorragias oculares* (punto clave).

Punto de Alarma: *Primer punto*, 1 C.S. (*Alarma Circulatoria*) : Acción sedativa sobre los *dolores precordiales*, angina de pecho e hipertensión.

El 11 R. (*Hong Ku*), descripto por algunos como punto de Alarma (Alarma Sexual), se encuentra en el borde superior del pubis a uno y medio traveses de dedo de la línea media.

Punto de Asentimiento, 14 V. (*Tsiue-inn-Iu*) : A dos traveses de dedo de la apófisis espinosa, entre la 4ª y 5ª apófisis transversal. Se punza en las afecciones crónicas de C.S.

VI.

CHING DE TRIPLE FUNCION
(Triple Recalentador de los Franceses)

CANAL *Yang, bilateral*, que viene de 1 C.S. y pasa el 23 V.B.

Corresponde a *tres funciones* a saber: *respiratoria, digestiva y genitourinaria*.

Comienza en el anular, remonta a lo largo de la cara dorsal del miembro superior, entre los meridianos I.G. e I.D. y por la espalda y el cuello llega a la oreja, que contornea hasta la sien.

Puntos de comando

Punto de Tonificación: 3 T.F. (*Tchong Tchu*).
Punto Sedante: 10 T.F. (*Tiann Tsing*).
Punto Fuente: 4 T.F. (*Iang Tch'e*).
Punto Lo: 5 T.F. ((*Oei Koann*).
Punto de Alarma. Principal: 5 V.C.
  Genitourinario: 7 V.C.
  Digestivo: 12 V.C.
  Respiratorio: 17 V.C.
Punto de Asentimiento: 22 V. (*San-Tchiao-Yu*).

PUNTOS DE COMANDO

Tonificante	Sedante	Fuente	Pasaje	Asentimiento sexual	Heraldo principal	Heraldo genitourinario
3 T.F.	10 T.F.	4 TF.	5 T.F.	22 V.	5 V.C.	7 V.C.
Tchong-Tchu	Tiann-Tsing	Iang-Tch'e	Oei-Koann	Sann-Tsiao-Iu	Che-Menn	Inn-Tsiao

PUNTOS IMPORTANTES

Heraldo central	Heraldo superior	Punto de cruce (15 I.D. y 21 V.B.)	Punto higrométrico	Punto de la sordera	Punto de la sordera
12 V.C.	17 V.C.	16 T.F.	15 T.F.	17 T.F.	23 T.F.
Tchong-Koann	T'ann-Tchong	T'iann-Iu	Tiann-Tsiao	I-Fong	El-Menn

Punto de Tonificación, 3 T.F. (*Tchong Tchu*):

Este punto está indicado cuando el pulso de T.F. está en menos y responde a las *insuficiencias globales* de los órganos respiratorios, digestivos y genitourinarios.

Es un punto de **tonificación general** que se punza en los enfermos insuficientes o inhibidos en el curso de diversas enfermedades.

Tiene una acción *tonificante* en *Paresias* y *Algias* de **miembro superior y cabeza. Cefalea congestiva con vértigos.** Sordera. Artritis de la mano y dedos. Trastornos reumáticos del miembro superior.

Punto Sedante, 10 T.F. (*Tiann-Tsing*):

Cara posterior del brazo, por encima de la punta del olécranon, sobre el tendón del tríceps, hacia afuera.

Está indicado en las *hiperestenias funcionales* de los órganos respiratorios, digestivos y genitourinarios. *Es un punto de sedación general*.

Se utiliza en los *agitados psíquicos*

Demencia, neurastenia e insomnio. Sordera. Tortícolis. Algias en general.

Punto Lo, 5 T.F. (*Oei Koann*):

Diversos cuadros que tienen de común el pulso discordante entre T.F. y C.S.

Acción sobre las artritis generalizadas: Acción sobre las *algias*.

Dolores y cefaleas agravadas por la humedad y el cambio de tiempo. Sordera. Exceso de traspiración. Paresias del miembro superior. Enfermedades de los ojos.

En los *niños*, por medio de *masajes* actúa sobre diarrea y vómitos.

Punto Fuente, 4 T.F. (*Iang Tch'e*):

Acción ambivalente, refuerza la acción del punto sedante o tonificante, según se sede o tonifique.

Además se usa en *artritis de la muñeca*, *reumatismo deformante*, diabetes, amenorrea o hipermenorrea, agotamiento sexual o eretismo, gastralgia, diarrea o constipación.

Los *puntos de alarma* se estudiarán en el meridiano de Vaso Concepción.

Punto de Asentimiento, 22 V. (*San Tsiao Iu*):

A dos traveses de dedo de la línea posterior del cuerpo entre la primera y segunda vértebra lumbar.

Se debe punzar en las afecciones crónicas respiratorias, digestivas y genitourinarias cuando duele, o los síntomas lo indican.

Síntomas respiratorios del 22 V.: Disnea con angustia, tos sofocante, agravación por el frío, con espalda y dorso doloroso (asociar a 5 T.F. y 15 T.F.).

Síntomas digestivos del 22 V.: Dolores gástricos crónicos, vómitos, diarrea verde, estomatitis, Flatulencias.

Síntomas genitourinarios del 22 V.: Tenesmo vesical, incontinencia de orina crónica, oliguria, nefritis, hematuria, ovaritis, leucorrea, impotencia con excitación sexual.

VII.

EL CHING DE LA VESICULA BILIAR

El Ching de la Vesícula Biliar representa la función secretora del hígado y vesícula cuya alteración se observa en enfermos hipocondríacos (temperamento bilioso, triste, de mal humor, coléricos, melancólicos).
Los *puntos eminentemente* psíquicos de este meridiano son el 34, 38 y 40 V.B.

Puntos de comando

Los *puntos de comando* son el *Tonificante* (43 V.B.); *Sedante* (38 V.B.); *Fuente* (40 V.B.); de *Pasaje* (*Lo*) a Hígado (37 V.B.); de *Asentimiento* (19 V.) y *Heraldo o de Alarma* (23 y 24 V.B.).
Además existen algunos *puntos importantes* que estudiaremos en particular.

PUNTOS DE COMANDO					
Tonificante	Sedante	Fuente	Pasaje	Heraldo principal	Heraldo complementario
43 V.B.	38 V.B.	40 V.B.	37 V.B.	23 V.B.	24 V.B.
Sie-Ts'i	Iang-Fou	Tsiou-Siu	Koang-Ming	Tch'e-Tsinn	Je-iue
PUNTOS IMPORTANTES						
Asentimiento 19 V. Tann-Iu	2 V.B. Ting-Hoe	3 V.B. K'o-Tchou Jenn	21 V.B. Tsiann-Tsing	25 V.B. Tsing-Menn	26 V.B. Tae-Mo	28 V.B. Oe-Tao

30 V.B.	34 V.B.
Hoann-Tiao	Iang-Ling-Tsiuann

Descripción

Es un Ching *Yang*, bilateral, de un órgano *hueco* (*fu*), de corriente energética *centrífuga*.

La energía viene de 23 T.F. y pasa a 2 H., desde el 41 V.B.

Comienza en la cara, contornea el cráneo hasta la mastoides, pasa al cuello, espalda, axila, cara lateral del tórax, región de la cadera, cara externa del miembro inferior, para terminar en el cuarto dedo. En total tiene 44 puntos.

1. *Punto de Tonificación*, 43 V.B. (*Sie-Ts'i*):

Está situado en el dorso del pie, en la base del 4º dedo del pie (entre el 4º y el 5º).

Está indicado cuando el pulso de V.B. está en menos y corresponde a una hipofunción de V.B. con atonía: Debilidad psicofísica, insomnio, cefaleas, inapetencia, constipación, algias o artritis del miembro superior.

2. *Punto Sedante*, 38 V.B. (*Iang Fu*):

Situado en la cara externa de la pierna a cinco traveses de dedo por encima del maléolo externo, sobre la línea que va de este maléolo al borde externo de la tuberosidad anterior de la tibia.

Esta indicado para sedar la *hiperfunción* vesicular o espasmos vesiculares con *tristeza* y apatía y cuando el pulso de V.B. está en más: Inestabilidad psíquica, cefaleas región temporal, dolores de ojo (37 V.B.), trastornos hepáticos y reumáticos, algias, úlcera varicosa.

3. *Punto Fuente*, 40 V.B. (*Tsiu-Siu*):

Situado en la cara antero externa del cuello del pie, a una pulgada adelante y abajo del maléolo externo.

Según se haga en tonificación o sedación, refuerza la acción del 43 y 38 V.B. respectivamente.

4. *El punto de Pasaje* (*Lo*), 37 V.B. (*Koang Ming*):

Situado en la cara antero externa de la pierna, a tres traveses de dedo debajo del medio de la línea que va de la tuberosidad anterior del platillo tibial al maléolo externo (parte más saliente).

Se usa para reequilibrio energético de la cupla V.B. y H., que están en el mismo nivel del pulso. Por ejemplo, si V.B. está en más y H. en menos, se punzará el 37 V.B. en sedación (aguja en contra la corriente de V.B.).

Espasmo o atrofia del muslo, neurologías del muslo, debilidad de las piernas, psicopatías, dolores oculares.

En *dolores y supuraciones óseas* se punzará cuplado con 11 V. en Tonificación ambos.

5. *Puntos Heraldos*, 23 y 24 V.B. (*Tch'e Tsinn y Je-Iue*):

Situados aproximadamente en el cuarto y quinto espacio intercostal, sobre la línea paraaxilar anterior.

Son puntos dolorosos, cuyo dolor espontáneo atrae la atención del médico sobre los trastornos del V.B.

6. *Punto de correspondencia* o asentimiento, 19 V. (*Tann Iu*).

Está situado a dos traveses de dedo (línea paravertebral interna) de la línea media, entre las apófisis trasversas 10 y 11.

Aparece en enfermos crónicos de V.B., con síntomas urinarios.

Otros puntos importantes o de acción particular

Punto sedativo sintomático, 30 V.B. (*Hoang T'iao*):

Sobre el trocánter, borde póstero superior (donde se forma un hueco estando de pie). La aguja debe penetrar uno y medio cm, como mínimo.

En trastornos de la motilidad y sensibilidad de los miembros inferiores: (Modalidades: agravación por la humedad, viento, frío y reposo). Paresias ciática, etcétera.

Punto reunión de los músculos, 34 V.B. (*Iang-Ling Ts'iuann*):

Debajo de la cabeza del peroné, en una depresión entre dos músculos.

Punto especial para los espasmos del miembro inferior, debilidad de las piernas.

Parálisis musculares con temblores seniles. Artritis de rodilla. Constipación por atonía. Arterioesclerosis.

El 25 V.B. (*Tsing Menn*), que se encuentra en la extremidad anterior de la XIIª costilla es un *punto heraldo de R*.

Enfermo renal con nefritis y cólicos hepáticos y nefríticos.

El 27 V.B. (*Tae-Mo*), situado en el punto culminante externo (en medio de la cresta ilíaca), es un *punto doloroso en afecciones ginecológicas* y renales, nefritis crónica y litiasis biliar urinaria.

El 28 V.B. (*Oe-Tao*), situado en el borde inferior de la espina ilíaca antero superior, es el punto Renal de Pasteau, que indica sufrimiento renal. Se encuentra en *nefritis crónicas* con *litiasis biliar*.

En síntesis, tonificamos el Ching de V.B., con 43 V.B. y *sedamos* con 38 V.B., pudiendo reforzar estos puntos con el punto *Fuente* (40 V.B.) o *Lo* (37 V.B.).

Los puntos de *Alarma* 22, 23 y 24 V.B., se harán cuando duele así como 19 V. como punto de *Asentimiento* en las afecciones hepatovesiculares.

En vesiculares con problemas de *algias* o *paresias* de miembros inferiores pensar en 30, 34 y 41 V.B. (ver mapas), 38 y 43 V.B. En *vesiculares con problemas renales* pensar en 25, 27 y 28 V.B..

Sobre el punto 41 V.B., ver págs. 97 y 203.

Merece mencionarse el *punto 35 V.B. (Tang-Tchiao)*, situado sobre la cara externa de la pierna a 7 traveses de dedo del maléolo externo.

Se trata de un punto de acción efectiva en las omalgias (asociar a 9 B.P.) e impotencia funcional del hombro.

Además es efectivo en disnea, pleuritis, debilidad de las piernas, edema de la cara.

VIII.

EL CHING DEL HIGADO

El Ching de H. representa la función hepático-biliar. Es también el Ching de los hipocondríacos, atrabiliarios o melancólicos.
Puntos Psíquicos del Ching del H. son el 2, 3, 5, 6 y 8 H.

Puntos de comando

Los puntos de comando son el *Tonificante* (8 H.), *Sedante* (2 H.), *Fuente* (3 H.), *Heraldo* (14 H.), *Asentimiento* (18 V.) y de *Pasaje* (*Lo*) (5 H.).
Además existen otros puntos importantes.

Descripción

Comienza a nivel del primer dedo del pie, sigue a lo largo de la cara interna del pie y del miembro inferior, pasa al tronco y termina en el tórax debajo de las costillas. Es un órgano macizo (*tsang*), de corriente energética *centrípeta*.
La energía viene de la V.B. al punto 2 H. y pasa al P. en 14 H.
En total tiene 14 puntos.

PUNTOS DE COMANDO

Tonificante	Sedante	Fuente	Pasaje	Heraldo	Asentimiento	Punto de cruce con 15 B.P.
8 H.	2 H.	3 H.	5 H.	14 H.	18 V	13 H.
Tsiu-Tsiuann	Sing-Tsiann	T'ae-Tch'ong	Li-Keu	Ts'i-Menn	Kann-Iu	Tchang-Menn

1. *Punto Tonificante*, 8 H. (*Tch'u Tchuan*):

Situado en la extremidad interna del pliegue de la rodilla, detrás de la tuberosidad interna de la tibia.

SINTOMATOLOGÍA. Se trata de un enfermo hepático (insuficiencia del hepatón), con trastornos intestinales y del carácter (cirrosis hepáticas, insuficiencia hepática con alternancias de diarrea y constipación, aerocolia, vértigos, depresión con tristeza, accesos de sobreexcitación y cólera brutal "haciendo a otros la vida imposible"). Enfermedades de la rodilla (artritis). Asociar a 9 B.P.

2. *Punto Sedativo*, 2 H. (*Sing-Tsiann*):

Sobre el dorso del pie, en el espacio interdigital de los dos primeros dedos, hacia la base del primero.

Se utiliza en la hiperfunción de H. o hipertrofia, con pulso H. en más, constipaciones *Yang* con pulso hepático en más, así como para los espasmos de los órganos internos o de músculos lisos. Enfermos tristes e irritables.

3. *Punto Fuente*, 3 H. (*T'ae Tch'ong*) (*Ho-Ku del pie*):

Situado sobre el dorso del pie, en el ángulo de los dos primeros metatarsianos.

Es un punto ambivalente, como todos los puntos fuentes refuerza el punto sedativo, como sedante del H., tranquilizante psíquico y calmando las contracturas o espasmos, o refuerza en tonificación al punto Tonificante (8 H.).

Es un *punto clave* para tratar las *alergias*.

4. *El punto de Pasaje* (*Lo*), 5 H. (*Li-Keu*).

Situado en cara interna de la tibia, parte posterior, dos traveses de dedo debajo del punto medio de la línea que va del maléolo interno al reborde antero interno del platillo tibial.

Se trata de un enfermo hepatovesicular con desarreglo de la cupla del pulso correspondiente.

Se usa como complemento de los puntos de comando y también cuando hay en hepáticos, pruritos violentos, tristeza, angustia con ansiedad y metrorragias (con dismenorrea).

5. *Punto Heraldo*, 14 H. (*Tch'i Men*):

Sobre la línea mamelonar, debajo de la reunión del 8º y 9º cartílago costal.

Se trata de un punto que atrae la atención del médico sobre el Hígado. Es un punto hepatogastro-intestinal, al mismo tiempo que puede haber síntomas pulmonares. (Dispepsia nerviosa, diarreas o constipación [alternancia], asma, etc.)

Hipertensión.

6. *Punto de Asentimiento*, 18 V. (*Kann-Iu*):

Situado a dos traveses de la línea media, entre la 9ª y 10ª apófisis trasversa dorsal de dedo.

Hepáticos crónicos con síntomas vesicales.

Indicaciones del 18 V.: Ictericia, gastritis crónica, dilatación del estómago, hemorragia del estómago, dolores locales, hemeralopia, úlcera gastroduodenal, etc.

IX.
EL CHING DEL ESTOMAGO

Es un canal *Yang, bilateral,* de *corriente* energética *centrífuga.* Viene del 20 I.G. y pasa a bazo-páncreas en el punto 42 E.

Su *trayecto* parte de la cara lateral y superior del cráneo y desciende por el cuello, tórax y abdomen, cruza por el punto medio de la línea que va del ombligo a la cresta ilíaca (27 E.) o punto de Mac Burney occidental. Sigue hasta dos traveses de dedo de la línea media del borde superior del pubis y luego desciende por el muslo y parte antero externa de la pierna hasta el pie donde termina en el segundo dedo (ángulo externo ungueal a 2 mm del mismo). Tiene 45 puntos.

Puntos de comando

Los *puntos de comando* son el *Tonificante* (41 E.); *Sedante* (45 E.); *Fuente* (42 E.); *Lo* (40 E.) (de pasaje con bazo-páncreas); *Alarma* (12 V.C.) y de *Asentimiento* (21 V.).

PUNTOS DE COMANDO Y PRINCIPALES							
41 E. Tonificante	45 E. Sedante	42 E. Fuente	40 E. Pasaje	12 V.C. Alarma	21 V. Asentimiento	15 E. Higrométrico
Tsie-Ts'i	Li-Toé	Tch'ong Iang	Fong-Long	Tchong-Koang	Oe-Iu	Ou-I

26 E.	30 E.	31 E.	36 E.
Oae-Ling	Ts'i-Tch'ong	Pi-Koann	Tsu Sann-Li (pierna)

Punto Tonificante: 41 E. (*Tsie-Ts'i*). Cuello del pie, en el medio del pliegue de flexión, entre dos tendones.

En los *trastornos funcionales por hipostenia del Estómago*. Enfermos con astenia y tristeza. Digestiones lentas.

Punto Sedante: 45 E. (*Li Toé*). Sobre la cara dorsal del pie, a 2 ó 3 mm por fuera del ángulo ungueal externo del 2º dedo del pie.

Acción sedativa en los *trastornos hiperesténicos del estómago* (hipersecreción gástrica, hiperclorhidria, etc.). Insomnio, pesadillas, dispepsia, etcétera.

Punto Fuente: 42 E. (*Tch'ong Iang*). Situado en la interlínea que separa el escafoide del 2º y 3er. metacarpiano, en la cara anterior del pie. Es un punto ambivalente, que refuerza la acción sedante o tonificante según los casos.

Punto Lo: 40 E. (*Fong Long*). Sobre la cara antero externa de la pierna a un través de dedo por encima del medio de la línea que une la tuberosidad anterior de la tibia al maléolo externo. Se usa para el reequilibrio energético entre la cupla Estómago-Bazo-Páncreas. Tiene acción sobre la agitación psíquica y estados pitiáticos.

Punto de Alarma: 12 V.C. (*Tchon-Koann*). Sobre la línea mediana supraumbilical, un poco por encima de la mitad ombligo-apéndice xifoides. Alarma del estómago y del meridiano. Triple Función (sector digestivo). Todas las enfermedades y disfunciones gástricas. Además, tiene que ver con el pulmón: se usará cuando duele en casos de disnea y dolores en el tórax.

Punto de Asentimiento: 21 V. (*Oe-Iu*). Sobre la línea paravertebral interna (dos traveses de dedo de la línea posterior) entre las apófisis trasversas de la 12 D. y la 1ª L. En las *afecciones* agudas o crónicas del estómago. Vómitos. "Empacho."

El 21 V. es un punto importante en las *enfermedades del estómago*, males digestivos, vómitos, flatulencia, enfermedades del H., debilitamiento de la vista, hemeralopía, diarrea, úlcera gastroduodenal, glaucoma.

Puntos importantes

El 36 E. (*Tsu San Li*). Bilateral sobre la cara antero externa de de la pierna, a 6 cm debajo del borde inferior de la rótula y 2 cm del borde anterior de la tibia.

Indicado en *gastritis* agudas o crónicas, espasmos del estómago, anorexia, adelgazamiento, malas digestiones, *constipación, dolores de los miembros.*

Es un punto que puede emplearse en las *afecciones oculares* (aumenta la agudeza visual) en las *afecciones abdominales* y en las *afecciones nerviosas*. Util en los estados de *decaimiento* general, postoperatorios con astenia, etc., y como tonificante general.

Otros puntos importantes del estómago son el 15 E. *punto higrométrico*, que duele en las personas sensibles a los cambios de tiempo (como el 15 T.F. y el 5 T.F.); se observa también en muchos asmáticos tosedores y cardíacos. Se halla situado sobre la línea vertical que pasa por el mamelón, en el borde superior de la tercera costilla. Un poco más arriba en el 1er. espacio intercostal, está el 14 E., que se usa en los bronquíticos y asmáticos (junto a 27 R., etc.) y en las secuelas de traumatismos.

El 30 E., situado en el borde superior del pubis a dos traveses de dedo de la línea media. Se usa para acelerar el trabajo de parto y en los *trastornos genitourinarios*, como complemento de 3 T.F. en afecciones de las vías respiratorias, digestivas y genitourinarias (otros puntos complementarios, 6 B.P., 9 B.P., etc.).

X.
EL CHING DE BAZO-PANCREAS

Es un canal *Inn*, bilateral, *centrípeto*, que viene del 21 E. y pasa al 1 C. Desde el primer dedo del pie se remonta a lo largo de la cara antero interna de la pierna y muslo, luego por el tronco entre la línea axilar anterior y la línea mamelonar, para terminarse en la caja torácica. Comprende 21 puntos.

Puntos de comando

Los *puntos de comando* son el 2, 3, 4 y 5 B.P., que son respectivamente puntos *Tonificante, Fuente, Pasaje* y *Sedante*. *Punto de Alarma*: 15 V. *Punto de Asentimiento*: 20 V.

Actúa sobre la *hematopoiesis*, los *problemas digestivos*, y la *función psíquica* (desarrollo intelectual).

\<PUNTOS DE COMANDO\>					
Tonificante	*Sedante*	*Fuente*	*Pasaje*	*Heraldo*	*Asentimiento*
2 B.P.	5 B.P.	3 B.P.	4 B.P.	15 B.P.	20 V.
Ta-Tu	Chang-Tsiu	T'ae-Po	Kong-Sun	Ta-Hong	Pi-Iu

El maestro de la sangre	*Punto importante*
6 B.P.	9 B.P.
Sann-Inn-Tsiao	Inn-Ling-Tsiuann

Punto de Tonificación: 2 B.P. (*Tsu Ta Tu*). Sobre la cara interna del dedo gordo del pie, en la depresión formada por la articulación metatarso-falángica.

Se usa cuando el pulso de B.P. es débil y la sintomatología indica una *hipostenia esplénica* (anemia) o *pancreática* (crisis de vómitos, dolores epigástricos). Como los demás puntos de comando de Bazo-Páncreas puede usarse como complemento en el tratamiento de las enfermedades del meridiano que sigue (Meridiano de Corazón). Tiene acción general sobre la constitución psicofísica y el desarrollo, especialmente en los niños retrasados. (Acción sobre el lóbulo anterior de hipófisis.)

Punto Fuente: 3 B.P. (*T'ae Po*). Acción ambivalente, como todos los puntos fuentes. Se halla situado sobre el borde interno del pie, en la depresión situada detrás de la articulación metacarpofalángica. Acción sobre la excitación y convulsiones de los chicos.

Punto Lo: 4 B.P. (*Kong Sun*). Un través de dedo detrás de 3 B.P. (en el ángulo formado entre el 1er. metatarsiano y el 1er. cuneiforme). Alteraciones de Bazo-Páncreas y estómago con discordancia en la cupla del pulso. Punto clave en las enfermedades del abdomen (con aerogastria).

Punto Sedante: 5 B.P. (*Chang-Tsiu*). Sobre la cara antero interna del cuello del pie, a un través de dedo adelante y algo hacia abajo del maléolo interno, en el ángulo formado por el borde superior del escafoide con el tendón del tibial anterior.

Trastornos por hiperfunción esplénica o pancreática o cuando el pulso de B.P. está en más: hipertrofia del bazo, trastornos digestivos de origen pancreático, etc. Psicastenia (estados depresivos). Se usa ligado a 6 C.S. Algias del miembro inferior. Quita el *dolor* de las várices.

Como tonificante se usa en ptosis de órganos abdominales y várices.

Punto Heraldo, 15 B.P. (*Ta-Hong*). Está situado bilateralmente, en la parte anterolateral inferior del tórax, en la extremidad libre de la 11ª costilla. Punto de Alarma del B.P. Es un "*punto reunión*" de B.P. y V.B. y de los "*órganos tesoro*", que son 5: H., C., R., P. y B.P.

Punto correspondiente: 20 V. (*Pi-Iu*). En la línea paravertebral interna entre las apófisis transversas 11ª y 12ª.

Indicado en las afecciones del bazo y del páncreas.

El *punto 20 V.* es importante en el tratamiento de las *afecciones del páncreas* y del estómago, vómitos, diarreas, disnea, diabetes, hemeralopía.

Algunos puntos importantes

El maestro de la sangre: 6 B.P. (*Sann-In-Tsiao*). Situado sobre la cara interna de la pierna, borde posterior de la tibia, a tres traveses de dedo de la parte saliente del maléolo. Este punto está indicado en todas las afecciones del aparato genital del hombre y de la mujer. Da resultados extraordinarios en la regla demasiado abundante o metrorragias, dolores del pene y espermatorrea. Se usa en el insomnio y la depresión nerviosa. En las astenias, agotamiento físico y mental. Punto contraindicado en el embarazo, así como 3 H. (puede provocar aborto).

El 9 B.P. (*Inn Ling-Tsiuan*). Cara interna de la pierna bajo la rodilla en el ángulo formado por la tuberosidad interna de la tibia y el borde interno de la tibia.

Se considera un punto *complementario* de 6 B.P. y *complementario* del *canal de triple función*. Se usa en las artritis de rodilla cuando duele (54 ó 58 V., 8 H., 34 ó 33 V.B., etc.). Inflamaciones de la pelvis.

Repetimos que el Ching de B.P. se usa a menudo en las enfermedades cardíacas y neurosis de angustia, ya que influye sobre el meridiano que le sigue que es el de corazón.

XI.

EL CHING DE LA VEJIGA

Es EL *Ching* más largo del cuerpo. Es de carácter *Yang*.

Se extiende desde la zona supraorbitaria, todo a lo largo de los flancos de la columna vertebral para ir a terminar en el 5º dedo del pie.

Comprende 67 puntos. *Es centrífugo*. Viene del I.D. y pasa a 1 R.

Su función es sumamente compleja, por lo cual el nombre que tiene limitado a un órgano se mantiene por tradición. En efecto, a lo largo del mismo existen puntos de asentimiento o mejor dicho, de correspondencia con los órganos de la cabeza, del tórax, del abdomen, de la pelvis y con la hematopoyesis.

No obstante, hay una ligazón común en ellos que consiste, en general, en la presencia de signos urinarios o alteración del pulso superficial supraestiloideo izquierdo.

Puntos de comando

El punto de *Tonificación* es el 67 V. (*Tchen Inn*).
El punto de *Sedación* es el 65 V. (*Tchu Ku*).
El punto *Fuente* es el 64 V. (*Tsing-Ku*).
El punto de *Pasaje* o *Lo* al meridiano de Riñón es el 58 V. (*Fei Iang*).
El punto de *Alarma* es el 3 V.C. (*Tchong-Tsi*).
El punto de *Asentimiento* es el 28 V. (*P'ang Kuang Iu*).

Puntos importantes

Algunos puntos *importantes* del Ching de la Vejiga son los puntos de correspondencia con los órganos toracoabdominales y la hematopoyesis que enumeraremos más adelante.

PUNTOS DE COMANDO

Tonificante	Sedante	Fuente	Pasaje	Heraldo	Asentimiento
67 V.	65 V.	64 V.	58 V.	3 V.C.	28 V.
Tche-Inn	Ch'u-Ku	Tsing-Ku	Fei-Iang	Tchong-Tsi	P'ang-Koang-Iu

PUNTOS IMPORTANTES

17 V.	31 V.	38 V.	54 V.	60 V.	62 V.
Ko-Iu	Chang-Siao	Kao-Hoang	Oei-Tchong	K'un-Lun	Chenn-Mo

Punto Tonificante, 67 V. (Tche Inn):
Está situado en la cara dorsal del 5º dedo del pie, a 2 mm por fuera y atrás del ángulo ungueal externo.

Está indicado en los trastornos por **insuficiencia funcional de la vejiga**, y cuando el *pulso correspondiente* está en *menos*.

En la *psicastenia* (enfermo deprimido mentalmente, irritable). Una de las causas principales de esta excitación pueden ser las algias.

Algias en la nuca y zona dorsal con gran decaimiento general, cuando el pulso de la Vejiga está en menos. Es un punto de gran efecto antiálgico sobre cualquier dolor (alternar con 60 V.).

Dismenorrea, amenorrea, catarata en su estado inicial, facilita el parto.

Punto de Sedación, 65 V. (Tch'u Ku):
Está situado en el borde externo del pie, en la depresión que se encuentra por fuera y por debajo de la extremidad anterior del 5º metatarsiano, por detrás de la articulación metatarso-falángica.

Acción sobre las disfunciones vesicales por exceso.

Acción en las afecciones cutáneas. Acné y forunculosis de la espalda.

Neuralgia dorsolumbar o de la nuca.

Punto Fuente, 64 V. (Tching Ku):

Sobre el borde externo del pie, por debajo e inmediatamente detrás del tubérculo del 5º metatarsiano.

Tiene *efecto ambivalente*. Puede reforzar la acción del punto tonificante o sedante.

Punto Lo, 58 V. (*Fei Iang*):

En la cara posterior de la pierna, a 1 *tsun* afuera y debajo del sitio o hueco entre las dos masas del gemelo (que corresponde al 57 V.) [1].

Se usa en el *reequilibrio energético* entre el meridiano de V. y R. *algias* dorsolumbares y como tonificante de los músculos y circulación del miembro inferior (endoarteritis obliterante, claudicación intermitente).

Punto Heraldo, 3 V.C. (*Tchong Tchi*):

Dos traveses de dedo de la parte media del borde superior del pubis.

Es el punto de Alarma del Ching de la Vejiga. (Adenoma prostático con polaquiuria. Trastornos genitales femeninos, dismenorrea. Cistitis.)

Es un punto que sirve para acelerar el parto.

Punto de Asentimiento, 28 V. (*P'ang Kuan Iu*):

Dos traveses de dedo por fuera del 3er. agujero sacro. Trastornos vesicales crónicos, ciáticas y lumbalgias, dismenorreas, colitis, etcétera.

Otros puntos importantes

El 17 V. (*Ko iu*). Línea paravertebral interna a la altura del ángulo inferior del omóplato. Es el punto maestro de la sangre en todas las afecciones de la sangre y del sistema circulatorio: insuficiencia cardíaca, angina de pecho, endocarditis, hemorragias, etcétera.

Se usa en los trastornos paréticos y paralíticos en general.

En las afecciones de los huesos.

Calma el nervio frénico.

El 31 V. (*Chang Tsiao*). En el primer agujero sacro.

En los trastornos de la menopausia. Afecciones del aparato genital.

Los puntos vesicales correspondientes a los agujeros sacros (31, 32, 33 y 24 V.), están indicados en los trastornos genitales de ambos sexos.

---

[1] Aclaremos bien que el hueco entre los dos gemelos es 57 V. y 2 traveses de dedo afuera y abajo, detrás del peroné es el 58 V. Ambos puntos son efectivos en la ciática.

El 38 V. (*Kao Hoang*).

Estando el paciente sentado hacia adelante y los codos hacia el ombligo, en el borde interno del omóplato, a la altura de la 4ª costilla.

Se usa principalmente para tonificar el estado general y aumentar el número de los glóbulos rojos. Se hace en Tonificación unos 10 m y luego se complementa con 36 E. Refuerza la acción en el tratamiento de las enfermedades crónicas.

El 54 V. (*Oei Tchong*). En el hueco poplíteo, en la mitad del pliegue de flexión, sobre la arteria poplítea.

Efecto en las lumbociáticas.

Afecciones cutáneas (punto clave).

Afecciones crónicas de la sangre.

Crisis hemorroidales.

El 60 V. (*Kun lun*). Sobre el borde superior del calcáneo, entre el maléolo externo y el tendón de Aquiles.

Se usa en todo caso de *algias*. Es un punto antiálgico por excelencia (alternar con 67 V.).

Acelera el parto.

El 62 V. (*Chen-Mo*). Dos traveses de dedo debajo del maléolo externo.

Acción en las *dismenorreas* y trastornos femeninos agravados por la menstruación.

Acción importante en las parálisis y paresias. Hemiplejía.

Acción importante en el *insomnio* (sedar 62 V. y tonificar 6 R. debajo del maléolo interno, a un través y medio debajo).

Puntos de asentimiento o de correspondencia

Son puntos Vesicales que corresponden a determinados órganos internos.

Los enumeraremos brevemente.

Se encuentran todos sobre la línea paravertebral interna a dos traveses de dedo de la línea media posterior.

El punto 13 V. (*Fei-Iu*) a la altura del borde inferior de la 3ª apófisis trasversa, a dos traveses de dedo de la línea media.

Es el punto de Asentimiento o correspondencia con Pulmón.

En algunos casos también el 12 V. (*Fong Men*), tiene la misma función.

El punto 14 V. (*Tsiue-Inn-Iu*). Asentimiento del meridiano C.S. Está a la altura del borde inferior de la 4ª.

El 15 V. (*Sinn-Iu*). Borde inferior de la apófisis trasversal de la 5ª Correspondencia con el Corazón. (En algunos enfermos 14 V. ó 17 V.)

El 18 V. (*Kann-Iu*). Borde inferior de la apófisis trasversal de la 9ª Asentimiento de Hígado, o correspondiente a hígado.

El 19 V. (*Tann-Iu*). Borde inferior de la apófisis trasversal de la 10ª Correspondiente a Vesícula Biliar.

El 20 V. (*Pi-Iu*). Borde inferior de la apófisis trasversal de la 11ª Asentimiento Bazo-Páncreas.

El 21 V. (*Wei-Iu*). Borde inferior de la apófisis trasversal de la 12ª Estómago.

El 22 V. (*Sann-Tsiao-Iu*). Borde inferior de la apófisis trasversal de la 1ª Lumbar. Asentimiento de T.F.

El 23 V. (*Chenn-Iu*). Borde inferior de la apófisis trasversal de la 2ª Lumbar. Correspondiente a R.

El 25 V. (*Ta Tch'ang-Iu*). Borde inferior de la apófisis trasversal. 4ª Asentimiento de I.G.

El 27 V (*Siao Tchang-Iu*). Borde inferior de la apófisis trasversal. Dos traveses de dedo por fuera del primer agujero sacro. Asentimiento de Intestino Delgado.

El 28 V. Asentimiento de Vejiga, ya citado en este capítulo.

Todos estos puntos citados se punzan para actuar directamente sobre los órganos correspondientes mencionados.

Un punto importante es el 11 V. (*Ta Tchu*), que corresponde a enfermos pulmonares con *trastornos de V.B. y Páncreas*. Se usa en las inflamaciones del Pulmón y en el asma. Es un punto *clave* en las *enfermedades de los huesos* (de la columna, rodilla, etc.).

Véase *sobre los puntos Iu*, el artículo del doctor Baruch en la página 139.

XII.

MERIDIANO DE RIÑON

Es un meridiano *Inn*, bilateral, *centrípeto*, que comienza en la planta del pie y termina en la parte superior del tórax. Recibe la energía de V. y se continúa con C.S. Tiene 27 puntos.

Los puntos de comando son:

Puntos Sedantes: 1 y 2 R.
Punto Tonificante: 7 R.
Punto Fuente: 3 R.
Punto de Pasaje: 4 R.
Punto de Alarma: 25 V.B.
Punto de Asentimiento: 23 V.
Puntos Importantes son el 11, el 18 y el 27 R.

PUNTOS DE COMANDO

Sedantes		Tonificante	Fuente	Lo	Alarma	Asentimiento
1 R.	2 R.	7 R.	3 R.	4 R.	25 V.B.	23 V.
Iong-Ts'iuann	Yen-Ku	Fu-Leu	T'ai-Tshi	Ta-Tchong	Tae-mo	Chenn-iu

Puntos sedantes

a) El 1 R. (*Iong-Ts'iuann*). Bajo la planta del pie, entre las prominencias en la base del 1º y 5º dedo del pie. Punzar en la depresión formada por la hiperflexión de los dedos. Hacer toser al enfermo para distraerlo del dolor del pinchazo.

Indicado *cuando el pulso de Riñón está en más* (duro, amplio), nefritis aguda, oliguria por cistitis, cólicos nefríticos, constipación, tos y hemoptisis en la T.B.C. Inquietud.

b) El 2 R. (*Yen-Ku*). Sobre la cara interna del pie inmediatamente debajo del tubérculo del escafoides.

Se punza en caso de pulso en más de R. y cuando el enfermo presenta trastornos del sueño y de la imaginación en exceso.

Nefritis, hipertensión, trastornos genitales femeninos, T.B.C,. cólico renal, inquietud.

c) El 3 R. (*T'ai Tsh'i*). Sobre la parte interna del pie, algo encima del borde superior del calcáneo, entre el tendón de Aquiles y el maléolo interno.

Es un *punto Fuente*, ambivalente. Se usa como complementario del punto Sedante o del Tonificante, según el pulso y los síntomas.

Tiene efecto sobre el Riñón, Corazón y órganos genitales.

También actúa sobre la hipertensión y en la ictericia.

d) El 6 R. (*Tchao-Hai*). Sobre la cara interna del pie, a un través de dedo debajo del punto más saliente del maléolo interno.

Es un punto importante, aunque no figura como punto de comando.

Actúa sobre los trastornos genitales de la mujer, trastornos nerviosos y especialmente en el *insomnio* (combinado con el 62 V.).

e) El 7 R. (*Fu-Leu*). Sobre la parte póstero interna de la pierna, a tres traveses de dedo por encima del punto más saliente del maléolo interno a un través de dedo por detrás del borde interno de la tibia.

Es el *punto de Tonificación*. En la insuficiencia renal, inquietud, psicastenia, esterilidad, etc., cuando el pulso de R. está en menos.

f) El 4 R. (*Ta Ichong*). Detras y debajo del maléolo interno, del lado interno del tendón de Aquiles.

Punto Lo, indicado en uretritis, constipación, contracturas uterinas, *tos, disnea, asma*, dolores del talón.

Otros puntos importantes son el 11 R. (punto de Alarma Sexual de C.S.), que se encuentra a ambos lados del borde superior del pubis.

En su trayecto torácico tiene que ver con las enfermedades de los órganos del tórax (disnea, angina de pecho, etc.). Es importante el 27 R. en el asma. Se encuentra ubicado a ambos lados del esternón, inmediatamente por debajo de la clavícula.

Los puntos de Alarma y de Asentimiento son el 25 V.B. y el 23 V. ya mencionados.

Sobre el 23 V., véase la pág. 141.

XIII.

CHING DEL VASO CONCEPCION O JEN-MO

Es un *canal mediano anterior* que circula de abajo hacia arriba. Como el meridiano Vaso-gobernador *se punza por la sintomatología* y no por el pulso. Es de *carácter Inn*. Corresponde a las *funciones pulmonares, digestivas y genitourinarias*.

Empieza en el periné y se termina en el labio inferior. Comprende 24 puntos.

El Ching del Vaso de la Concepción o *Jen-Mo*, presenta *tres partes* principales desde el punto de vista funcional:

Una parte infraumbilical, que actúa sobre las enfermedades del abdomen, en general, pero especialmente *genitourinarias*.

Una parte supraumbilical, hasta el apéndice xifoides, que actúa sobre las enfermedades del abdomen, pero, especialmente sobre los trastornos digestivos.

Una parte torácica, que actúa fundamentalmente sobre los *trastornos respiratorios* y cardíacos y en parte los digestivos de abdomen superior.

Puntos principales

El punto 1 V.C. (*Huei-In*). Es un punto especial para reanimar a los desmayados.

El 2 V.C. (*Tsiu-Ku*). En el medio del borde superior del pubis. Trastornos genitourinarios. Debilidad orgánica.

Punto de reunión con el ching del H.

El 3 V.C. (*Tchong-Tsi*). Dos traveses de dedo por encima del medio del pubis.

Es el *punto de Alarma* del meridiano de la *Vejiga*. Por su dolor espontáneo este punto es el testimonio de una alteración funcional de la vejiga.

Actúa sobre el adenoma de próstata con polaquiuria. Acelera el parto. Retención placentaria. Dismenorrea.

Actúa sobre los trastornos genitales de la mujer (menstruaciones poco abundantes, prurito vaginal y metritis).

El 4 V.C. (*Koann-Iuan*). Línea mediana subumbilical, en la unión del tercio medio y del tercio inferior.

Es el *punto de Alarma del meridiano de intestino delgado*, es decir, atrae la atención del médico hacia los trastornos de I.D.

Se punza en las enteritis, diarreas, hemorragias intestinales, etcétera.

Tiene acción sobre las *afecciones genitourinarias* (metritis, cistitis, nefritis, etc.). Acción sobre el *agotamiento físico mental*. Se punza en tonificación en los *viejos*.

El 5 V.C. (*Che-Ménn*). Sobre la línea mediana subumbilical en la unión del cuarto medio y el cuarto superior (dos pulgadas aproximadamente del ombligo).

Es el *punto principal de Alarma* del meridiano de *Triple Función*.

Es un punto especial para las *afecciones genitourinarias*.

El 6 V.C. (*Ts'i Hai*). A un través y medio de dedo debajo del ombligo.

Acción *tonificante* sobre el *agotamiento físico y mental*. Enteritis crónica, aerocolia, cistitis, metritis, etcétera.

Es un punto probado en las *colitis*.

Es uno de los puntos especiales para las *afecciones genitourinarias*.

El 7 V.C. (*Inn Tsiao*). Un través de dedo debajo del ombligo.

Punto de Alarma genitourinario del meridiano Triple Función. Se usa en los desarreglos genitourinarios. Se asocia este punto con los puntos de T.F. en Tonificación o Sedación según los pulsos y la sintomatología.

El 9 V.C. (*Chuei-Fenn*). A un través dedo por encima del ombligo.

Es un punto especial para los *edemas* por eso se le llama punto del agua. Se usa también en la *constipación* y en las *supuraciones* en general.

El 12 V.C. (*Tchong-Koann*). Sobre la línea mediana supraumbilical, a un través de dedo por encima de la mitad entre ombligo-apéndice xifoides.

Es el *punto de Alarma* del meridiano del *Estómago*.

Es el punto de Alarma de la *función digestiva del meridiano* T.F.

Se usa en las dispepsias, gástricas crónicas, úlcera de estómago, etcétera.

El 14 V.C. (*Tsiu-Koang*). A dos través y medio de dedo por debajo del apéndice xifoides.

Es el *punto de Alarma gástrico* del meridiano del *Corazón*.

El 14 V.C. así como el 13 y 11 V.C. se punzan en las neurosis de angustia, eligiéndolo por el dolor. Gastralgias, vómitos, síntomas gástricos en cardíacos, espasmos en angina de pecho o infarto.

El 15 V.C. (*Tchiu-Oei*). Sobre la punta del apéndice xifoides.

Acción tónica sobre la *psicastenia*.

Acción sobre las convulsiones (epilepsia, convulsiones de los niños por indigestión).

Acción sedativa sobre los dolores precordiales. (Neurosis de Angustia.)

El 17 V.C. (*T'ang Tchong*). Sobre la línea media esternal a la altura de la línea horizontal que pasa por los mamelones.

Punto de Alarma de la *función respiratoria del meridiano* T.F.

Disnea, asma. Indigestiones, meteorismo con aerogastria y opresión precordial (síndrome gastro-cardíaco).

Vómitos de leche de los lactantes.

XIV.

CHING VASO GOBERNADOR O TU MO

No es un meridiano de órganos sino de funciones.

Es un *Ching mediano y posterior* donde la corriente energética circula de abajo hacia arriba. Sus puntos se punzan, no por el pulso, sino por la correspondencia de la *sintomatología clínica* con la patogenesia de sus puntos.

Es un *meridiano Yang*, que recorre toda la línea media posterior a partir de la punta del coxis. Contornea la línea media del cráneo para llegar a la frente, cresta de la nariz, labio superior y terminar en el medio de la encía superior.

Comprende 27 puntos de los cuales sólo mencionaremos los más importantes.

Acción: Desde su origen hasta la primera dorsal influye sobre la *energía física* y desde la séptima cervical a la terminación influye sobre el *estado psíquico y mental*.

Puntos principales

El 1 V.G. (*Tch'ang Tch'iang*). Línea mediana posterior, en la punta del coxis.
Hemorroides, neuralgia sacrolumbar.
El 3 V.G. (*Iang-Koann*). Entre la 4ª y 5ª vértebra lumbar. mediana posterior.
Acción sobre las neuritis y neuralgias traumáticas.
Neuralgia de la columna lumbar. Artritis de rodilla, espermatorrea.
El 3 bis. Sobre la punta de la apófisis espinosa de la 4ª lumbar.
Acción en la *Diabetes*.
El 4 V.G. (*Ming-Menn*). Sobre la punta de la apófisis espinosa de la 3ª lumbar.

Agotamiento físico y mental, con insomnio.

Senilidad precoz. Dolores lumbares.

Enfermedades de los órganos sexuales. Hemorroides.

El 5 V.G. (*Hsuan Tch'u*). Entre apófisis espinosa de la 1ª y 2ª lumbar.

Espasmos del dorso y lumbar, gastritis, enterocolitis aguda, cólicos, neuralgia epigástrica. Lumbago.

El 11 V.G. (*Chen-Tao*). En la punta de la 6ª apófisis espinosa dorsal. Asma. Enfriamiento. Debilidad física y mental. Pérdida de la memoria. Depresión nerviosa. Glaucoma.

El 12 V.G. (*Chen-Tchu*). Entre D. 3 y D. 4.

Epilepsia, trastornos convulsivos, trastornos mentales en los niños (estado febril con delirio).

Tos espasmódica. Coqueluche.

El 13 V.G. (*T'ao Tao*). Entre D. 1 y D. 2. Depresión nerviosa. Disnea. Trastornos de la digestión. Punto de reunión con el Ching de Vejiga.

El 14 V.G. (*Ta Chui*). Entre D. 1 y 7 C. Punto reunión de todos los chings yang.

Astenia. Depresión nerviosa, agotamiento, acción sobre tiroides, enfisema, vómitos, dolores de espalda, acción psicofísica.

Actúa cuando hay pérdida de la energía física y moral, postración nerviosa completa.

El 20 V.G. (*Pai-Houei*). Línea mediana del cráneo, sobre la cisura parieto-occipital.

Psicopatías. Surmenage, insomnio, postración, agitación.

Agotamiento cerebral. Insomnios por depresión nerviosa.

Este punto especial para tratar los *surmenages nerviosos*, también está indicado en el prolapso rectal y hemorroides.

En la *Afasia*.

El 26 V.G. (*Chuei-Keu*). Bajo la nariz, en el medio de la gotera naso-labial. Es un punto especial para reanimación.

Epilepsia, diabetes, congestión cerebral.

Sobre el 15 V.G. (*Ia men*) ver págs. 121, 122 y 186.

XV.

SHO O SINDROME DE MERIDIANO

Un Sho es un síndrome, conjunto de síntomas que *indican el meridiano a tratar*. A continuación indicamos para cada meridiano, las regiones del cuerpo u órgano más particularmente afectados, cuando está en causa un meridiano.

Mediante este método podemos orientar o confirmar un diagnóstico.

Meridiano del *Pulmón* (P.)
  Nariz, garganta, tráquea, trigémino, pulmones. Comando del Inn a través de V.C. (7 P.).

Meridiano de *Intestino Grueso* (I.G.)
  Boca, lengua, nariz, cara, orejas, ojos, tórax, esófago, estómago, omalgía.

Meridiano de *Circulación-Sexualidad* (C.-S.)
  Sistema vascular, nerviosidad, tórax, estómago, corazón.

Meridiano de *Tres Funciones* (T.F.)
  Oídos, ojos, espaldas, codos, costados del tórax, articulaciones.

Meridiano de *Intestino Delgado* (I.D.)
  Cabeza, nuca, dorso, codos. Comando del Iang a través del V.G. (3 I.D.).

Meridiano del *Corazón* (C.)
  Corazón, sistema nervioso central, psiquis, energía general, lengua.

Meridiano de *Bazo-Páncreas* (B.P.)
  Intestino, estómago, hígado, páncreas y pulmón, órganos abdomino-pelvianos (4 B.P.).

Meridiano del *Estómago* (E.)
  Organos viscerales en general, órganos abdominales, energía general, ojos (36 E.).

Meridiano del *Hígado* (H.)
Flancos, hígado, vesícula biliar, páncreas, útero, órganos genitourinarios, alergia (3 H.).

Meridiano de *Vesícula Biliar* (V.B.)
Oídos, ojos, pecho, flancos, hígado, vesícula biliar, rodilla, cadera, algias en general (37 V.B.).

Meridiano de *Vejiga* (V.)
Cabeza, nuca, dorso, sistema nervioso central, piel en general (54 V.), órganos viscerales en general, hematopoyesis (38 V.), algias (60 V.).

Meridiano de *Riñón* (R.)
Riñones, útero, órganos sexuales, vejiga, garganta, abdomen, pulmón (4 R.).

Todos los meridianos aunque no se menciona tienen influencia psicosomática

Meridiano de *Vaso-Gobernador o Tu Mo* (V.G. o T.M.)
Controla la energía Yang (1, 14, 20 V.G.).

Del 14 V.G. para *arriba* es predominantemente *psíquico* (y el 20 V.G. es predominantemente mental) y del 14 V.G. hacia *abajo* es predominantemente *físico*.

Meridiano de *Vaso-Concepción o Jenn-Mo* (V.C. o J.M.)
Controla la energía Inn, preferentemente 4 y 6 V.C.: pulmón, abdomen, genitourinarios.

Aparte de sus puntos propios estos meridianos tienen puntos de comando fuera del meridiano o sea 3 I.D. y 17 V. para V.G. y 7 P. para V.C.

Para tener una idea de la relación entre los meridianos entre sí y de la correlación de los puntos con las diferentes partes del cuerpo y los diversos órganos, véanse los mapas.

XVI.
LOS MERIDIANOS EXTRAORDINARIOS

Los meridianos extraordinarios

SABEMOS que la energía circula por doce meridianos comunes o regulares u ordinarios y conocemos los meridianos Vaso Gobernador y Vaso Concepción.

Estos últimos en realidad son parte de los meridianos no comunes que se llaman extraordinarios ("maravillosos" traducen equivocadamente los franceses y otros autores).

Cuando los trastornos patológicos producen un *exceso de energía*, ésta toma *derivación* por los canales extraordinarios. Estos meridianos presentan tres características esenciales:

1) No tienen puntos particulares sino que reúnen puntos de *meridianos conocidos ordinarios*.

2) Tienen un solo punto de comando, llamado *punto maestro* (por lo tanto este punto es el que interesa recordar y no los detalles del meridiano extraordinario).

3) La energía en todos los meridianos extraordinarios es ascendente.

Hay ocho meridianos extraordinarios, cuatro *Inn* y cuatro *Iang*. Son los siguientes:

Meridianos extraordinarios Inn

Inn-Oe
Tch'ong-Mo
Jenn-Mo o Vaso Concepción
Inn-Tsiao-Mo

Meridianos extraordinarios Iang

Iang-Oe
Tae-Mo
Vaso Gobernador o *Tu Mo*
Iang-Tsiao-Mo

Los **puntos maestros** de estos meridianos son cuplados: a cada punto sobre el miembro superior corresponde uno del miembro inferior.

CUADRO DE CUPLAS DE LOS CHINGS EXTRAORDINARIOS

Cuplas	Síntomas
1ª CUPLA: 6 C.S. (Nei-Koann) de Inn-Oe y 4 B.P. (Kong-Sung) de Tch'ong-Mo	Sistema gastrointestinal y cardíaco Temor
2ª CUPLA: 5 T.F. (Oei-Koann) de Iang-Oe y 41 V.B. (Linn-Ts'i) punto maestro de Tae-Mo	Dolores y neuralgias Artritis Piel y hemorragias
3ª CUPLA: 3 I.D. (Heu-Ts'i) de Tu Mo o Vaso Gobernador y 62 V. (Chen-Mo) de Lang-Tsiao-Mo	Apoplejía, epilepsia, excitación, insomnio Cefaleas
4ª CUPLA: 7 P. (Lie-Tsue) de Jenn-Mo o Vaso Concepción y 6 R. (Tchao-Hae) de Inn-Tsiao-Mo	Bronquitis crónicas, sistema genitourinario, edemas

El recorrido de los meridianos extraordinarios no tiene gran importancia recordarlo, en cambio sí lo es el punto maestro, por eso en este texto nos limitamos a estos puntos.

Conviene recordar los síndromes que controlan los meridianos extraordinarios.

Síndromes de los meridianos extraordinarios (ampliación)

A continuación ampliamos lo esquematizado en el cuadro anterior. Describimos cuatro cuplas.

PRIMERA CUPLA

Inn-Oe + Tch'ong Mo
Inn-Oe: Punto maestro 6 C.S.
Va del 9 R. al 31 E. y 15 B.P. y de allí al 22 V.C. y 23 V.C.
Los que quieren reproducir este trayecto háganlo con un lápiz (o sobre un atlas común de los meridianos regulares).
Tch'ong Mo: Punto maestro 4 B.P.
Va del 4 B.P., su punto maestro hasta 1 V.C. desde donde sigue por los puntos del meridiano de riñón (desde el 11 al 23 de Riñón).

Sintomatología de la primera cupla (controlada por 6 C.S. y 4 B.P.)

Cupla gastrocardíaca

Sistema gastrointestinal: Meteorismo, aerogastria, aerocolia, hipo, constipación con prolapso rectal o diarreas, hemorragias intestinales.
Sistema cardíaco: Dolores precordiales, angina de pecho, palpitaciones, miedo, fobias, mala memoria, llanto y tristeza.
Debilidad de los tejidos conjuntivos.

SEGUNDA CUPLA

Iang-Oe + Tae-Mo
Iang-Oe: Punto maestro 5 T.F.
Va desde el 64-62 V. al meridiano de V.B. y por su intermedio se conecta en el *hombro* con I.G. y T.F.
Tae-Mo o Vaso Cintura: Punto maestro 41 V.B.
Rodea la cintura en forma circular y se conecta de esa forma con los meridianos de H. y V.B.

Sintomatología de la segunda cupla (controlada por 5 T.F. y 41 V.B.)

Cupla antiálgica

Dolores en cualquier parte, enfermedades de la piel, hemorragias.
Dolores y neuralgias; artritis diversas, contractura y paresias, enfermedades de la piel (asociar 54 V., 11 I.G. y 65 V.), hemorragias de diversa naturaleza, hemoptitis, hematemesis, debilidad de los miembros, agotamiento consecutivo a una grave enfermedad, etcétera.
Sobre el punto 41 V.B., ver pág. 203.

TERCERA CUPLA

Tu Mo o Vaso Gobernador + Iang Tsiao Mo
  Tu Mo: Punto maestro 3 I.D.
  Conocemos su trayecto.
  Iang Tsiao Mo: Punto maestro 62 V.
  Va desde 62 V. y remonta hasta 10 I.G. y se conecta con los puntos de estómago en la cara, el 1 V. y finalmente el 20 V.B.

Sintomatología de la tercera cupla (controlada por 3 I.D. y 62 V.)

Cupla psicofísica

Apoplejía, hemorragia cerebral, epilepsia, convulsiones, hemiplejía, Parkinson, esclerosis en placas, etc. Excitación psíquica en general, con insomnio. Migrañas. Dolores cefálicos, de nuca y columna.

CUARTA CUPLA

Jenn-Mo o Vaso Concepción + Inn Tsiao Mo
  Jenn-Mo: Punto maestro 7 P.
  Trayecto conocido.
  Inn Tsiao Mo: Punto maestro 6 R.
  Va de 2 R. a 1 V.

Sintomatología de la cuarta cupla (controlada por 7 P. y 6 R.)

Cupla respiratoria

Catarros crónicos de vías respiratorias superiores. Asma (asociar el 4 R.), sistema genitourinario, diabetes, edemas, energía general.

XVII.
TRATAMIENTO POR LOS MERIDIANOS EXTRAORDINARIOS

Tratamiento por los meridianos extraordinarios

CUANDO hay un exceso de energía entran en juego los meridianos extraordinarios, por ejemplo en las algias y en la fiebre.

En este caso el restablecimiento de la energía no se puede llevar a cabo si no se actúa sobre estos meridianos.

Para esto, se determina qué meridiano extraordinario está en acción presionando los diversos puntos de cada meridiano extraordinario, en particular aquél que coincida con el trayecto del dolor, y se elige el que tiene la mayor cantidad de puntos dolorosos, o los puntos dolorosos son más notables.

Aparte del punto de comando, puede utilizarse algunas reglas.

1) Punzar dos puntos del meridiano, uno más proximal del origen y otro distal. Por ejemplo: en *Iang-Oe* se punza 63 V. proximal (o 35 V.B. que le sigue) y 14 I.G. (o 21 V.B.) (por ejemplo para dolores de hombro y espalda).

2) Punzar el punto maestro de este meridiano y el punto maestro del meridiano extraordinario cuplado. Caso de *Iang-Oe* sería *Oei-Koann* (5 T.F.) cuplado con *Linn Ts'i* (41 V.B.).

3) Cuando el tratamiento por los meridianos ordinarios no da resultado se debe suponer que entra en juego un meridiano extraordinario, y se hace necesario tratarlo para obtener éxito.

Tratamiento para tonificar el INN o el IANG

Tonificar los puntos maestros de los meridianos extraordinarios *Inn*, en la insuficiencia de los meridianos *Inn*, o los 4 puntos maestros *Iang* para la insuficiencia de los meridianos *Iang*.

Otros procedimientos para tonificar el *Inn-Iang* son:

Tonificar los puntos *Lo* de los meridianos *Inn*, si éstos están en insuficiencia o viceversa, tonificar los puntos *Lo Iang*, si son éstos que están "vacíos".

Otro sistema es tonificar 1 V.C. y 1 V.G. respectivamente.

Tercera parte

METODO DE APLICACION DE LA A Y M

REPERTORIO TERAPEUTICO ELEMENTAL
(Guía Esquemática)

I.

METODO DE APLICACION DE LA ACUPUNTURA EN LA CLINICA

De acuerdo a lo que hemos estudiado, nos hemos dado cuenta que la Acupuntura china, encierra una concepción amplia y dialéctica de la enfermedad y del enfermo.

En cada enfermo no debemos solamente observar y diagnosticar los órganos, ya sea con trastornos funcionales o lesionales, sino el enfermo en su conjunto y el disturbio que presenta en los diferentes meridianos.

Voy a poner un ejemplo: recuerdo que una vez vi un operado de desprendimiento de retina, que después del reposo en cama, al cabo de unos días de estar con los ojos tapados, presentó un cuadro de insuficiencia cardíaca, inapetencia, tristeza, etcétera.

Al escuchar su corazón se comprobo una arritmia.

Pues bien, este enfermo se mejoró perfectamente con psicoterapia, alentándolo sobre el porvenir de su enfermedad, acupuntura y una bebida tónica general (que no incluía tónicos cardíacos). Esto quiere decir que el corazón sufrió alteraciones con las variaciones generales de las fuerzas del enfermo.

Sentaremos los siguientes principios previos:

1) Los *trastornos mórbidos* provienen del *desequilibrio* de la energía orgánica.

2) Su *diagnóstico* reposa sobre el examen del enfermo (mediante todos los medios al alcance del médico) y de la toma de los "pulsos chinos", que ya hemos estudiado.

3) La *curación* se obtendrá por tonificación o sedación por medio de la inserción de agujas en los lugares que corresponda de acuerdo a los trastornos individuales que presenta cada enfermo.

Si el lector prefiere podemos hablar de reequilibrio energético-funcional del organismo.

La Acupuntura *cura preferentemente trastornos funcionales*, pero al mejorar la función de un órgano o reforzar las defensas generales *puede curar también ciertas lesiones* como la úlcera de estómago, el herpes Zona, etcétera.

Como ya sabemos consideramos *dos formas de energía* en el organismo; Yang e Inn.

Los trastornos Yang serán la hipersimpaticotonía, las hiperfunciones orgánicas, las congestiones activas, las contracturas y espasmos, las parálisis espasmódicas, etcétera.

Los trastornos Inn serán la vagotonía, la astenia, las insuficiencias funcionales, las congestiones pasivas, las estasis, las anemias, la frialdad, las parálisis flácidas, la somnolencia, etcétera.

Cada uno de estos trastornos puede ser general (exceso general de Yang o Inn) o parcial o local (exceso de Yang o Inn de tal o cual aparato u órgano o región).

El conocimiento de la medicina que tenemos según lo aprendido clásicamente en la Facultad de Medicina Occidental, debemos completarlo con el conocimiento de los Chings y de los pulsos chinos para luego por medio de los puntos chinos corregir los desequilibrios de acuerdo a los desarreglos funcionales y energéticos existentes.

Para tonificar tenemos 6 meridianos Yang (tres del brazo y tres de la pierna) bilaterales. Los puntos tonificantes de estos meridianos recordaremos que son 11 I.G., 3 I.D., 3 T.F., 67 V., 43 V.B., 41 E.

Estos puntos sirven para tonificar la energía Yang en su meridiano respectivo.

Para tonificar los 6 meridianos Inn (tres del brazo y tres de la pierna) tenemos los siguientes puntos tonificantes: 9 P., 9 C., 9 C.S., 2 B.P., 8 H., 7 R.

Cuando el tratamiento por los vasos ordinarios no da resultado, se puede recurrir a los vasos extraordinarios, punzando los puntos claves de esos meridianos.

Ahora recordaremos algunos puntos para el reequilibrio energético.

Puntos Lo generales:

Puntos *Yang*: 5 T.F. y 1 V.G.
Puntos *Inn*: 6 C.S., 7 P. y 1 V.C.

Puntos Lo de grupo:

Son puntos reunión de los Chings del miembro superior e inferior.
Lo de grupo *Yang del brazo*: 8 T.F.
Lo de grupo *Yang de la pierna*: 39 V.B.

Lo de grupo *Inn del brazo*: 5 C.S.
Lo de grupo *Inn de la pierna*: 6 B.P.

Puntos *centro reunión generales*:

Reunión de los Yang: 4 I.G., 14 y 20 V.G.
Reunión de Yang e Inn: 17 V.
Reunión de la energía general: 36 E., 13 H., 12 V.C., 15 V.C. y 17 V.C.

Todos estos puntos son tonificantes generales del Yang o del Inn.

Con respecto a los órganos establecemos sus síntomas de hiperestenia o hipostenia por los métodos científicos clásicos y por el pulso.

De acuerdo a ello y al estado general del enfermo y de los Ching procedemos a utilizar los puntos de comando apropiados.

También para cada enfermedad o sectores determinados del cuerpo o ciertos tejidos hay puntos específicos tal, como hemos descripto en un capítulo aparte (véase págs. 130-131).

En relación con un desequilibrio grande general entre el Yang y el Inn, uno de ellos estando en exceso y el otro en insuficiencia, es conveniente mejor tonificar aquel sector que está en insuficiencia.

En todos estos casos la punción debe ser bilateral.

En caso de una afección bilateral o que repercute en general la punción sigue siendo bilateral, en caso de una afección unilateral, la punción puede ser unilateral del mismo lado o del lado opuesto según los casos.

Por ejemplo: se puede sedar un algia de hombro con 35 V.B. del mismo lado o el 11 I.G. del lado opuesto.

Con respecto a la utilización de los puntos de comandos se recordará la acción de cada uno de ellos, pudiendo reforzarse el punto tonificante o sedante por medio del punto fuente. Cuando se quiere intervenir en una cupla determinada por ejemplo H.-V.B. puede recurrirse al *Lo* o sea al 5 H., en este caso.

Para *tonificar*, lo más importante es localizar el punto de tonificación y para sedar el de *sedación*.

Algunos autores recomiendan tonificar punzando con la aguja inclinada en la dirección de la corriente energética del meridiano, en tanto que para sedar se inclina en contra de la corriente al hacer la punción.

Cuando una enfermedad es aguda puede requerir la Acupuntura todos los días y aun repetirla por horas, en tanto que si la afección es crónica puede repetirse cada 5 ó 7 días.

No es aconsejable hacer muchos puntos por sesión.

El estudio correcto de los pulsos, una comprensión dialéctica del proceso de enfermedad del paciente, llegar a captar cual es la contradicción principal y el punto o los puntos mínimos necesarios a punzar, son las claves de la Acupuntura moderna. Además elegir bien el punto, localizarlo bien y punzarlo profundo.

Despojar a la Acupuntura del misticismo medieval y llevarla hacia la clínica y experimentación científica es una buena obra. Lo contrario es confundir las cosas.

Los que se oponen a la Acupuntura por ignorancia o lo que sea, son retrógrados.

La Acupuntura puede hacerse complementándola con remedios alopáticos, homeopáticos, regímenes dietéticos, etc., y todo lo que el médico crea conveniente para curar el enfermo. Muchos enfermos se curan con Acupuntura solamente sin agregar ningún medicamento.

Síntesis del método para el tratamiento

Para obtener éxito con este método terapéutico es necesario, ante todo, efectuar un diagnóstico correcto. Para ello debe acudirse a todos los recursos que las ciencias médicas ponen a nuestro alcance. Hecho esto podemos y debemos completar nuestro estudio con el examen de los pulsos chinos y los puntos chinos dolorosos según la enfermedad.

El conocimiento de los pulsos chinos es indispensable, pues de otro modo el médico se limitaría a realizar un tratamiento médico local, o, lo que es peor, a realizar una Acupuntura *standard*, mediante el uso de unos pocos puntos localizados alrededor de la región dolorosa o del órgano enfermo, con lo que se desvirtuaría la concepción de este método terapéutico. La Acupuntura local, si bien es útil y necesaria en algunos procesos locales o limitados (monoartritis, neuralgia, etc.), sobre los que actúa eficazmente, no tiene acción general, es decir, no actúa sobre funciones disrreguladas a distancia ni puede actuar sobre la generalidad del organismo.

El problema consiste por lo tanto en buscar el o los puntos situados sobre el o los meridianos definidos como alterados por el estudio de los pulsos. Estos puntos, salvo los de las extremidades de los dedos que no duelen, *se hallarán dolorosos a la presión y serán los que han de punzarse.* Para ello se presiona con la punta de los dedos sobre dichos puntos de comando a efectos de comprobar su sensibilidad dolorosa. Voy a poner un ejemplo: Supongamos que palpo el pulso de V.B., en menos, o sea muy débil. Inmediatamente supongo que la

V.B. no se contrae bien y concentra mal y según este concepto presiono con el dedo el punto 43 V.B. en el ángulo sobre el 4º y 5º dedo del pie. Si duele, evidencia que debo punzarlo. En algunos casos ocurre que no duele; entonces palpo el punto *Lo* de Hígado o sea el 5 H. y si duele lo punzo.

Estos puntos de comando, permiten actuar sobre la totalidad del organismo a través de un reequilibrio funcional como consecuencia de la corriente establecida en el Ching que actúa sobre el sistema nervioso, las glándulas endocrinas y el aparato circulatorio. La acción sobre el órgano y la función relacionada con el meridiano es muchas veces tan instantánea como increíble. Pero es una realidad clínica.

Existen también algunos puntos de otros meridianos que pueden estar relacionados con la enfermedad en determinado enfermo, aunque no estén relacionados aparentemente con el órgano que se trata. Por ejemplo al tratar el asma bronquial, además de buscar los puntos del Ching del Pulmón, deben buscarse los puntos de Vaso Concepción, Vejiga, Hígado, Vesícula Biliar, etc., los que serán detectados por la sintomatología, por las alteraciones del pulso y por la búsqueda de la sensibilidad dolorosa.

La búsqueda del 6 B.P. en afecciones ginecológicas es otro ejemplo de punto que debe explorarse fuera del meridiano correspondiente (C.S.).

En todo caso debe constatarse el estado del punto de correspondencia del órgano o función alterada, buscando los *puntos Iu o correspondientes o de Asentimiento*, que muchas veces duelen y también deben ser punzados, si es preciso.

Analizados los pulsos y los puntos dolorosos pasamos a efectuar la Acupuntura.

Si el pulso nos ha demostrado la presencia de uno o más meridianos alterados (en más o en menos) se punzan los puntos correspondientes de comando sea el de *Tonificación* o el de *Sedación*. El *punto Fuente* como se ha dicho se utilizará cuando la punción del punto Sedante o Tonificante no consigue equilibrar el pulso, o cuando el desequilibrio es tan intenso que obliga a punzarlo conjuntamente con los anteriores.

En las consultas posteriores se apreciará el estado del paciente de nuevo y se verificarán los pulsos como índice del reequilibrio energético. Por ejemplo en un asmático con el pulso de Hígado en más, luego de punzar el 2 H. o el 3 H. puede normalizar ese pulso.

Es necesario en cada sesión proceder de la misma manera y *anotar* los pulsos, el cuadro clínico y los puntos efectuados.

El seguir ciegamente los repertorios que se dan en los libros sería una práctica errónea. En cuanto a los puntos de repertorio que damos en este libro pueden servir de guía, en cuanto representan la experiencia de diversos autores y del autor de este libro, pero el repertorio no puede reemplazar la individualización del enfermo que debe realizar el Acupuntor en cada caso.

Los repertorios tienen un defecto básico, o sea, se basan en "la enfermedad" mientras que el buen Acupuntor, como todo médico, en cualquier otra rama de la medicina debe basarse en el "enfermo". *No hay enfermedades sino enfermos.*

Sobre el tiempo que debe dejarse la aguja hemos adoptado como método general dejar la aguja de 10 a 15 minutos, salvo casos especiales en que se deja 30 minutos (17 T.F. en la sordera punzando hasta el hueso) o hasta que desaparece el calor que se siente en la zona orbitaria con el 1 V.

Repetimos que con nuestro método, tratamos de evitar un número excesivo de agujas en cada sesión. La experiencia milenaria de este método y la experiencia de los buenos acupuntores demuestra que es más efectivo pocas agujas bien colocadas, que muchas de ellas aplicadas en cualquier punto doloroso, las que además de molestar innecesariamente al enfermo, puede ocasionarle consecuencias desagradables.

Por diversas circunstancias puede interferirse el deseo del acupuntor de hacer un tratamiento según el principio del reequilibrio energético.

Por ejemplo enfermos que toman hipnóticos, psicofármacos, cortisona, radioterapia, etc. En estos casos el pulso está alterado por las medicaciones o el enfermo no reacciona en forma general pues están dormidas sus respuestas biológicas, como en el caso de la cortisona. En tales circunstancias se combina la terapéutica de fondo con la sintomática, hasta tanto se va aclarando el caso, partiendo de suprimir lo más pronto posible la medicación que interfiere.

Los casos muy medicados con corticoesteroides o psicofármacos u otras drogas fuertes son difíciles de manejar y requieren sumo trabajo y comprensión del enfermo para persuadirlo de eliminar progresivamente la droga calmante pero al fin nociva para el organismo, al mismo tiempo que interfiere la curación. La cortisona inhibe síntomas pero inhibe la respuesta del organismo. Los psicofármacos conducen a desequilibrios complejos, a veces, difíciles de conducir.

II.
REPERTORIO ELEMENTAL TERAPEUTICO

En el repertorio de enfermedades con sus puntos chinos correspondientes, se enumeran los puntos más corrientes, indicados por diversos autores. Es una guía para empezar a consultar. Lo fundamental como hemos dicho, en la medicina china es conocer las indicaciones de cada punto y en las enfermedades tocar los puntos, según la sintomatología y el estado del enfermo y de los pulsos chinos. Mientras tanto el repertorio servirá para *ayudar* al médico práctico *a realizar su experiencia*. Hemos tomado como base el repertorio sintético de Fin Li Da y Parmenenkov, completándolo con los datos de los repertorios de Voisin, Goux, Kalmar y otros autores. Hemos dado mayor importancia a ciertos puntos según nuestro criterio.
torio servirá para *ayudar* al médico práctico *a realizar su experiencia*.
Abreviaturas
nenkov, completándolo con los datos de los repertorios de Voisin, Goux,

P.B. = Puntos Básicos según Fin Li Da y Parmenenkov, con algunos agregados.

P.C. = Puntos Complementarios según los mismos autores, con algunos agregados.

P.S = Puntos. *P.S.B.S.* = Puntos Básicos. *P.S.C.S* = P.S. complementarios.

En cuanto a los *puntos de comando*, recomendamos *recordar*, al principio por lo menos, *uno* por meridiano: 4 I.G., 3 I.D., 5 T.F., 5 C., 7 P., 6 C.S., 36 E, 37 V.B., 60 V., 3 H., 6 B.P., 2 R.

Los puntos pueden localizarse en las láminas del ATLAS al final del libro.

ENFERMEDADES CARDIOVASCULARES Y DE LA SANGRE
Neurosis cardíaca

P.B.: 20 V.B., 10 V., 11 V., 15 V., 7 C.S., 6 C.S., 14 V.G., 3 C.
P.C.: 4 B.P., 12 V.C., 36 E., 6 B.P., 6 V.C., 14 y 15 V.
Wu Wei Ping da: 20 V.B., 10 V., 11 V., 12 V., 14 I.G., 25 R., 19 B.P., 4 P., 3 C., 7 C., 5 C.S., 6 C.S.

Voisin da: 6 C.S. (*punto clave*) o 5 T.F. Según el pulso. 10 P., 5 C., 5 R., 3 R., 7 C.S.
Goux da: 7 y 9 C., 17 I.D., 42 V., 2 y 3 R., 16 V.B., 3 H., 2-5 y 7 P., 15 y 19 E., 4 B.P., 14 V.C.

Estenocardia (angina de pecho)

P.S.: 14 V.G., 10 V., 20 V.B., 13 V.G., 15 I.D., 14 I.D., 12 V., 14 V., 11 V., 4 I.G., 60 V., 10 I.G., 36 E., 6 C.S., 15 V., 3 C., 5 T.F., 17 V.C., 18 E., 21 V.C., 7 C., 7 C.S.
Wu Wei Ping da: 16 V.G., 10 V., 20 V.B., 16 I.D., 12 V., 15 I.D., 14 I.D., 14 V.G., 11 V., 15 V., 4 I.G., 36 V., 39 V., 36 E., 5 C.S., 60 V.
Voisin da: 5 T.F. (punto clave), 3 H., 7 T.F., 7 C.S., 3 R., 15 V. (Asentimiento de Corazón), 14 V. (Asentimiento de C.S.), 14 V.C., R., C.S. y C. (según el pulso elegir el punto) y los puntos dolorosos del pecho.
Goux da: 4 B.P., 6 C.S., 17 V. y 7 C. como fundamentales, agregando según los casos: 9 C., 1-3 ó 23 R., 24-25 ó 27 R., 9 C.S., 36 E., 6 y 14 V.C.
Con *irradiaciones* torácicas: 14 V.
Con *palpitaciones*: 7 C.
Con *angina* pectoris: 2 R.
Corazón en general: 5-7-9 C. y 17 V.

Endocarditis

P.S.: 13 V., 15 I.D., 14 I.D., 14 V.G., 7 C.S., 6 C.S., 12 V.C., 7 C.

Enfermedad hipertónica (hipertensión)

P.B.: 36 E., 2 H., 3 H., 4 I.G., 6 B.P., 17 I.D., 18 I.D., 2 R., 13 H.
P.C.: *Voisin da*: 10 T.F., 6-7 y 8 C.S., 15 V., 7 C., 17 V.C.
Goux da: 6 C.S., 4 B.P., 7 C., 2-3 y 4 R., 7 C., 8 C.S., 13 H., 15 I.G., 36 E., 6 B.P., 14 V.G.
Sobre todo de la mínima: 7 C., 2 R., 1 C.S.
Con *hemorragias*: 7 C., 9 P.
Con *cefaleas* occipitales: 15 V.G., 20 V.B.

Con *arritmia*: 2 R.
Con *arteritis*: 9 C.S., 9 P.
Toda afección vascular: 9 P.
Kalmar da: *Acción sobre la Mx.*: 7 C.S.
Y agrega: 5 C., 13 H., 15 I.G., 1 y 6 C.S., 36 E.
Acción sobre la M.N.: 7 C., 2 R., 1 R.
Acción sobre el simpático-parasimpático: 20 V.B., 10 V.
Otros puntos son: 16 y 17 I.D.

Anemias

P.B.: 36 E., 21 V., 4 V.G., 4 V.C., 44 E., 40 E., 20 V.B., 12 V.C., 38 V., 6 B.P.

P.C.: Depende de las quejas presentadas por el enfermo:
  a) Con *mareos*: 4 V.B.
  b) Con *palpitaciones*: 6 C.S., 4 B.P.
  c) Con *vómitos y náuseas*: 12 y 13 V.C.
  d) Con *ruidos de oídos*: 19 I.D.

En todo caso de anemia pensar en los meridianos de B.P., E. y V., especialmente 38 V. y 36 E. Los aumentos de eritrocitos son inmediatos, a veces espectaculares y son duraderos.

Wu Wei Ping da: 12 V.G., 17 V., 21 V., 4 V.G., 1 P., 4 V.C., 36 E., 44 E., 40 E., 12 V.C., 20 V.B.
20 a 30 cauterizaciones fuertes de 1 V.G.
Bajo el título de *Cloropenia* agrega: 31 V., 32, 33 y 34 V., 4 V.C., 26 V., 38 V., 11 I.G., 36 E., 6 B.P., 40 E., 4 I.G., 4 V.G., 6 C.S.

Voisin da: 4 B.P. (punto clave), 36 E., 37 y 38 V.

Goux da: 41 V.B. y 5 T.F. Insiste en el 38 V. Además: 17 V., 20 V., 24 V.B., 36 E., 2 B.P., 4 V.G., 21 B.P.
En anemia grave: Tonificar 38 V. y Sedar 36 E.
Punto especial para las enfermedades de la sangre: 17 V.
Hiperglobulia (policitema vera): 4 I.G., 2 H., 1 E., 11 I.G., 3 C.S., 24 V.G., *T'aeiang* [1].

---

[1] Punto fuera de meridiano, situado en la región temporal, a igual distancia de la cola de la ceja y el límite de los cabellos.

ENFERMEDADES DE LOS ORGANOS RESPIRATORIOS

Logoneurosis (tartamudos)

4 I.G., 10-11 I.G., 19 I.G., 26-27 V.G., 7 E., 24 V.C., 3-8 E., 23 V.C., 22 V.C., 10 E., 12 E., 18 I.G., 20 V.B., 10 V., 15 V.G.

Bronquitis aguda

P.B.: 13 V., 4 I.G., 5 T.F., 7 P., 4 R.

P.C.: Según el carácter de los síntomas, por ejemplo:
    a) Bronquitis *con fiebre*, tos, cefalea, 20 V.B., 12 V.G., 6 C.S.
    b) Bronquitis con *irritación laríngea*: 22 V.C. 6 B.P.
Wu Wei Ping da en general para todas las bronquitis: 5 P., 20 V.B.,10 V., 14 I.D., 11-12 y 13 V., 14 V., 36 y 38 V., 41 V., 10 I.G., 4 I.G., 3 C. Para levantar el *estado general*: 17 y 18 V., 14 V.G., 36 E., 11 I.G.
Voisin da en bronquitis agudas: 7 P (punto clave), 9 P., 21 V.B., 3 C.S., 22 R., 18-17 y 13 V., 4 B.P., 11 I.G., 12 V.C., 17 V.C. Con *expectoración purulenta*: 5 P.
Goux da: 7 P., 6 R., 13 V., 17 V.C. Además: 3 I.D., 12-37-38-39 V., 2-23 R., 10 T.F., 1-5-9-11 P., 13-20 V.C., 11 V.G.

Bronquitis crónica

P.B.: 13 V., 10 V., 22 V.C., 15 I.D., 9 P., 6 V.C., 40 E., 36 E., 5 P., 12 V.C., 7 P., 4 R.
Para Moxibustión: 13 V., 10 V., 36 E., 6 V.C.
Según *Voisin*: 7 P. (punto clave), 5 P. (expectoración mucopurulenta), 9 P., 13 E., 4 B.P., 17-38 V., 21 V.B,. 6 V.C., 12 V.C.
Según *Goux*: 12-13 V., 38 V., 1 y 7 P., 13 E.

Bronquiectasia

40 E., 36 E., 13 V., 19 V., 15 V., 12 V.C.

Asma bronquial

P.S.: De Acupuntura: 12 V.G., 22 V.C., 11 V., 6 V.C., 7 P., 4 R., 36 E., 6 B.P., En caso de problemas de V.B. o H. actuar sobre estos Chings: 38-43 V.B., 3-5 H., 20 I.G., 21 V.C., 5 T.F., 4 I.G., 17 I.D., 14 V.G.

P.S.: De Moxibustión: 13 V., 10 V., 36 E., 6 V.C.
Vu Wei Ping da: 10 V., 20 V.B., 13 E., 14 I.D., 11-12-13-14-15 V., 36 y 38 V., 4 I.G., 17-21-22-25 V.
Voisin da: En las crisis: 7 P. (en sedación), 17 V.C. (en tonificación), 9 P. (según el pulso), 38 y 16 V.B., 27 R., 60-13-12-10 V., 20 E., 14-12 y 9 V.C.
Fuera de las crisis: 7 P., 17 V.C.
Reglar los meridianos: P., C., H., R., y C.S., 13 H., 8 H., 3 R., 27 R., 60 V., 10 V., 36 E., 7 y 5 P.
Goux da: 7 P. (punto clave), 6 R., 13 V., 17 V.C.,
Punzar según los pulsos: Crisis: 10 V., 12 V., 60 V., 27 R., 5 y 9 P., 21 V.C.
Fuera de las crisis: 9 C., 15 I.D., 10 V., 12-17-18-31-37-39 y 60 V., 1 R., 3-4-19-25-26 y 27 R., 19 T.F., 14-20-34 V.B., 3 H. (*asma con fondo alérgico e insuficiencia hepática*), 13-14 H., 1-2-7-5-9 P., 10-12-36 E., 21 B.P., 6-15-18-23 V.C.
Por humedad: 15 T.F.
En caso de *emotividad* o *psicastenia* hacer los puntos de estos estados (3 C., 14 V.G., etc.).

T.B.C. pulmonar

P.S. B.S.: 13 V., 38 V., 5 P., 9 P.
Según *Wu Wei Ping*: 15 I.D., 14 I.D., 11-36-13-14-15-17 V., 13 E., 27 R., 14 E. Adjuntar otros puntos del Tórax.

P.S. C.S.: Según los síntomas:
a) En caso de *tos seca*: 22 V.C., 6 B.P.
b) En caso de *respiración difícil*: 13 V.C., 36 E., 6 V.C., 27 R.
c) En caso de *flemas* muy abundantes: 40 E., 12 V.C.
d) En caso de *temperatura alta*: 14 V.G., 5 C.S., 7 R., 11 I.G., 4 I.G., 6 B.P., 2 H., 44 E.

e) En caso de *traspiración nocturna*: 3 I.D., 6 B.P., 7 R.

Según *Wu Wei Ping* hacer: 2 H., 4 I.G., 7 R., 10 P., 6 C.S.

f) En caso de *hemoptisis*: 5 P., 7 P., 2 H., 1 I.G.

g) En caso de *diarrea*: 25 V., 7 V.C., 6 V.C.

h) En caso de *pleurodinea*: 38 V.B. (efecto inmediato).

Como *tonificante en general*: 38 V., 36 E. y 11 I.G.

Como se trata de enfermos muy debilitados, la irritación debe ser leve y solamente en los puntos de las extremidades se pueden hacer con una intensidad mediana.

Las punturas no se deben hacer en más de 6 puntos simultáneamente y con intervalo de 2 ó 3 días.

Para actuar sobre la *asimilación y apetito* hacer los puntos de Asentimiento o Vesicales: 18-19-20-21-22-23-24 V.

ENFERMEDADES DEL TRACTO GASTROINTESTINAL

Todas las enfermedades gastrointestinales: 4 B.P.

Enfermedades del esófago

P.S. B.S.: 20 V.B., 11 V., 6 C.S., 4 B.P., 4 V., 36 E.
P.S. C.S.: 10 V., 6 B.P., 13 V.C., 6 V.C., 4 V.C.

Inflamación del esófago y faringe

P.S. B.S.: 11 V., 13 V.G., 15 I.D., 22 V.C., 13 V.C., 36 E., 6 C.S., 10 I.G., 44 E.

Enfermedades del estómago

P.S. B.S.: 6 C.S., 4 B.P., 36 E., 44 E.
P.S. C.S.: 12 V.C., 21 V.,
Goux da: 4 B.P. y 6 C.S. (como puntos claves). Punto especial: 30 E. Además: 21 V., 36 E., 12 V.C.

Gastritis aguda

P.S.: 11 V., 21 V., 22 V.C., 12 V.C., 10 I.G., 6 C.S., 36 E., 4 B.P.

Mx.: 18 V., 19 V., 21 V., 22 V., 13 V.C., 12 V.C., 36 E.

Goux da para las *gastritis crónicas*: 38 V., 6 V.B., 25 E., 5 y 6 B.P., 13 V.C.

Goux da para la *acidez de estómago*: 45 E., 21 V. Voisin: 4 B.P. (punto clave) o 2-3-5 B.P., según el pulso, 13 V.G., 21 R., 45 E., 21 V., 16-21 V.C.

Wu Wei Ping da en la *hiperclorhidria*: 20 V.B., 11 V. (son puntos del simpático), 36 E., 25 V., 14 B.P., 17 V., y Goux insiste en: 4 B.P., 6 C.S., 21 V., luego: 38 V.B., 3 H., 36-42 y 45 E., 3 B.P., 12-16-21-22 V.C.

Wu Wei Ping recomienda en la *hipoclorhidria*: 18-19-20-21-22 V., 14-13 y 12 V.C., 36 E. y 6 T.F.

Neurosis del estómago

P.S. B.S.: 13 V., 19 V., 21 V., 22 V., 13 V.C., 12 V.C., 36 E.

P.S. C.S.: 6 V.C., 25 E., 36 E., 6 B.P., 2 H. En los puntos complementarios puede hacerse mejor Mx.

Caso de vómitos hacer: 7 C.S.

P.S. B.S.: 6 V.C., 25 E., 36 E., 6 B.P., 20 V.B., 10 V., 21 V., 13 V.C., 3 C.S., 44 E. y 3 H.

P.S. C.S.: 22 V., 25 V., 4 V.C. (mejor Mx. en éstos).

Ulcera de estómago y duodeno

P.S. B.S.: 20 V.B., 11 V., 18 V., 19 V., 21 V., 12 V.C., 14 V.C., 13-12 V.C., 11 I.G., 6 C.S., 6 T.F., 36 E., 4 B.P., Caso de vómitos con sangre: 44 E., 4 B.P., 3 I.D. (duodeno).

4 I.G., 2 H., 3 C.S., 16 R., 21 E. ¡Regularizar los pulsos! hacer puntos de comando. Sedar con puntos anteriores de abdomen y posteriores de espalda (12 V.C., 21 V., etc.).

ENFERMEDADES DEL INTESTINO

Enteritis

P.S.: 22-25 V., 25 E., 6 V.C., 11 I.G., 4 I.G., 44 E.

Colitis

P.S.: 22-25 V., 27 V., 25 E., 10 I.G., 36 E., 4 I.G., 6 V.C.
En caso de enterocolitis puntos diarios durante una semana. En los puntos de las extremidades la irritación tiene que ser intensa, en tanto que en los de la espalda y abdomen la irritación tiene que ser débil. Se puede combinar con medicamentos.

Colitis espástica

P.S.: 22 V., 25 V., 12 V.C., 25 E., 6 V.C., 19 R., 36 E., 6 B.P., 4 I.G., 10 I.G., 6 T.F., 25 E., 16 R., 25 V.

Constipación crónica

P.S.: 25 V., 27 V., 6 T.F., 36 E., 58 V., 25 E., 24 V.C., 34 V.B.
Ejercicios y además, *masajes de la pared abdominal.*

Cólicos intestinales

P.S.: 22 V., 25 E., 6 V.C., 36 E., 11 I.G.

T.B.C. intestinal

P.S.: 22 V., 25 V., 27 V., 25 E., 6 V.C., 36 E., 6 B.P.

Apendicitis aguda

36 bis de Estómago (*Lan-Wei*) 10 cm debajo del borde inferior de rótula y 1 cm fuera del borde tibial anterior. Este punto descripto por los chinos, ha resultado efectivo en la apendicitis. Su experiencia es producto del tratamiento de miles de casos.

4 I.G., 44 E., 36 E., 12 V.C. (náuseas, vómitos). Es efectiva en los cuadros iniciales de menos de 24 horas, temperatura moderada (menos de 38°), leucocitosis inferior a 15.000, polinucleares menos del 80 %, Mac Burney doloroso pero leve contractura abdominal. Caso contrario operar urgente.

Hemorroides

P.S.: 24 V.C., 36 E., 22 V.C., 6 B.P., 57 V., 1 V.G.
Mx.: 3 V.G., 20 V.G.

Diversos autores dan como *puntos claves* el 1 V.G. y el 20 V.G.

Goux agrega: 3 C.S., 4 B.P., 31 V., 38 V.B., 25 V., 67 V.

Wu Wei Ping da: 23-24-25-27 V., 4 V.G., 1 V.G., 20 V.G., 49 V., 50 V., 6 B.P., 57-60-35 V., Punzar varias veces 6 B.P. y 60 V. Cauterizar a menudo 1 V.G.

Voisin considera: 6 C.S. como *punto clave*, pero da los otros puntos citados. Agrega 10 V.B. y 20 V.B.

ENFERMEDADES DEL HIGADO Y VESICULA BILIAR

Colecistitis

P.S.: 18 V., 19 V., 41 V.B., 5 I.D., 2 H., 38 V.B., 37 y 43 V.B.

En caso de *ictericia*: 18 y 19 V., 6 B.P., 22 V., 36 E.

Según *Goux* en la colecistitis debe pensarse en dos puntos principales, o sea: 4 B.P. y 6 C.S. Además: 19 V. y 67 V.

Otros puntos: 3 R., 22 V.B., 28-37-38 V.B., 40 V.B., 3 H., 13 H.

En caso de *cólicos hepáticos*: 38 V.B., 25 V.B., 6 B.P., 3 H., 14 H., además, según los casos: 5 C., 14-19-25-32 V., 3 R., 4-5-14-15 R., 6 C.S., 1-12 H., 25 E., 4-6 V.C. En ciertos casos 5 H. (cuando no son sensibles a la presión los puntos de V.B., y en cambio duele 5 H.).

Según *Wu Wei Ping*: 22-23-24-25 V., 13 V.C.

Del lado derecho punzar: 13 H. y 25 V.B.

Concluir con 15 V.C.
Hipofunción hepática: 8 H.
Hiperfunción: 2 H.
Disfunción: 3 H.
En caso de *ictericia*:
Wu Wei Ping da: 10 V., 20 V.B., 15 I.D., 21 V.B., 14 I.D., 19-20 V., 44 V., 22-23-24-25 V., 21 R., 14 V.C., 36 E., 15 V.C., 4 I.G., 12 V.C., 44 E., 54 V., 9 V.G., según la causa.
Goux recomienda: 4 B.P., 6 C.S., 3 R., 16 R., 3 H. y además: 4 I.D., 13 V., 18 V., 21-23 V., 6 R., 19 R., 8 C.S., 23-34 V.B., 20-36 y 45 E., 5 B.P., 5 ó 15 V.C., 67 V.
En la *ictericia catarral*: 67 V., por *intoxicación alimenticia*: 6 R., con *hígado grande*: 23 V., con *cólicos hepáticos*: 19 V., 25 V.B., 38 V.B., con *boca pastosa*: 3 R., con *sialorrea* con *gastroenteritis*: 3 R., con *prurito violento*: 5 H.

ENFERMEDADES GENITOURINARIAS

a) **Urinarias**: 23 V., 1, 2 y 4 R., 28 V.

Nefritis: 23 V., 4 V.C., 2 R., 16 R., 25 y 26 V.B.
Insuficiencia renal: 7 R.
Cólico renal: 2 R., 23 V.
Vejiga: 23 V., 28 V.
Cistitis: 3 V.C., 28 V., 31 V., 4 V.C., 9 B.P., 30 E., 11 R., 7 P., 6 R.
Enuresis: 7 P., 6 R., 21 V., 2 R., 36 E., 3 V.C., 6 V.C., 4 I.G., 10 I.G., 8 V.C., 4 V.C., 3 V.C., 2 V.C., 23-24-25-26-31-32-33 V., 1-4 V.G.
Incontinencia: Los mismos puntos.
Retención urinaria
  Espasmódica: 41 V.B. (punto clave), 5 T.F., 8 H., 2 y 5 H., 43 V.B., 7 R. y 2 R. según el pulso, 28 V., 9 B.P., 4 y 9 V.C.
  Parética: 4 B.P. (punto clave), 67 V., 2 R., 7 R.
Hematuria: 6 R., 7 P., 11 R., 6 V.C. ó 3 V.C., 6 B.P.

b) **Genitales**

Eretismo sexual: 62 V., 3 I.D., 6 C.S., 15 V.C.
Frigidez o impotencia: 6 R., 7 P., 30 E., 45 E., 6 B.P., 4 V.C., 7 V.C., 6 V.C.

Todas las enfermedades genitales del hombre: 30 E., 6 B.P., 6 V.C.
Todas las enfermedades genitales de la mujer: 30 E., 6 B.P., 6 V.C.
Dolor en órganos genitales: 9 B.P.
Espasmos pelvianos: 9 B.P., 4 V.C., 5 H.
Metrorragias: 6 R., 7 P., 30 E., 6 B.P., 4 V.C., 5 H., 2 H.
Metritis: 6 R., 7 P., 30 E., 6 B.P., 4 V.C.
Leucorrea: Los mismos puntos.
Trastornos menstruales: 6 R., 30 E., 6 B.P., 3 V.C., 4 I.G.
Hipofunción ovárica (amenorrea, dismenorrea, obesidad, congestiones súbitas, tensión nerviosa, reuma): 13 R., 60 y 67 V., 6 R., 30 E., 36 E., 6 B.P., 2 H. (tonificar), 17 V., 19 V., 4 I.G.
Hiperfunción ovárica (pubertad precoz, reglas abundantes, metrorragias): 13 R., 2 R., 31 V., 4 V.C., 5 T.F., 3 H., 6 B.P. (sedar).
Insuficiencia genital masculina (infantilismo, impotencia o azoospermia según la edad): 11 R., 3 V.G., 4 V.G., 2 V.G., 2 V.C., 6 V.C., 47 V.
Hiperfunción testicular (exceso de apetito sexual): 30 E., 3 V.C., 4 V.C., 60 V. (sedar).
Neurosis sexual: 2-3-4 V.C., 11-12 R., 31 al 34 V., 38 V., 4-14 V.G., 36 E., 9 B.P., 6 B.P., 4-10-11 I.G., 5 T.F., 20 V.G., 22-23 V.G., 10 B.P., 11 B.P.

ENFERMEDADES GINECOLOGICAS Y PARTOS

P.S. B.S.: 6 B.P., 9 B.P., 4 V.C., 23 V., 28 V., 31 V.

En caso de dolores de parto débiles, hacer *una irritación sola, muy intensa, de 5 m* en 4 I.G., 6 B.P., 3 H., 60 V.

En caso de *retención* de placenta: 60 V.

Para *acelerar* el parto: 36 E., 2 H. Irritaciones débiles de unos 5 minutos (a veces 10 m) 67 V., 30 E.

Desmayo durante el parto: 6 C.S., 25 V.G. Irritación fuerte.

Metrorragias: 6 B.P. (punto maestro de la sangre), 6 R., 4 V.C., 9 H., 19 V., 23 V., 10 B.P., 1 H., 17 V., 5 I.D.

Mastitis

P.S.: 3 C., 6 C.S., 36 E., 7 C.S., 54 V., y los puntos dolorosos perimamarios. Irritación intensa, empezar por los puntos alejados.

Agalactia

P.S.: 1 I.G., 1 C., 17 V.C., 18 E.

Exceso de leche

P.S.: 18 E., 15 I.G., 36 V., 37 V., 1 P., 18 V., 15 V., 3 C., 5 C.

Climaterio (menopausia)

P.S.: 9 B.P., 6 B.P., 4 I.G., 7 R., 36 E.
Puntos clásicos: 31 V. y 62 V.
Hacer periódicamente: 6 B.P. y 36 E.

ENFERMEDADES DEL OIDO, NARIZ Y GARGANTA

Tonsilitis aguda (amigdalitis aguda)

P.S.: 20 V.B., 10 P., 13 V., 10 I.G., 9 P. (hacer sangrar el punto 9 P.).
Si además acompaña la *gripe*: 15 V.G., 5 T.F., 4 I.G.

Tonsilitis crónica

P.S.: 20 V.B., 10 V., 15 I.D., 22 V.C., 13 V., 10 P., 12 V., 7 R., 6 R.

Estomatitis

3 I.D., 62 V., 4 I.G., 42 E., 10 V., 20 V.B., 14 V.G., 24 V.C.

Gingivitis

P.S.: 3 I.D., 62 V., 7 P., 11 P., 41 E., 4 I.G., 7 C., 3 I.D., 6 C.S., 2-3 V.B., 27-28 V.G.

Glositis

P.S.: 3 I.D., 62 V., 7 P., 4 I.G., 1 I.D., 23 V.C., 7 C., 5 C.

Halitosis

P.S.: 7-8 C.S., 26 V.G., 24 V.C. Regular los meridianos en desequilibrio: B.P., E., V.B., H.

Rinitis (y sinusitis), rinopatía alérgica y anosmia

P.S.: 7 P., 6 R., 20 V.B., 10 V., 14 V.G., 15 V.G., 12 V., 19 I.G., 20 I.G., 26 V.G., 23 V.G., 4 I.G., 20 V.G., 8 C.S., 2 I.D., 17 T.F., 3 H., 5 E., 36 E., 2 V. 11 I.G.

Otitis media y ruidos en el oído. Sordera

P.S.: 20 V.B., 21 T.F., 19 I.D., 17 T.F., 17 I.D., 2 V.B., 21 V.B., 15 I.D., 14 I.D., 6 E., 4 I.G., 11 I.G., 36 E.

Síndrome de meniére

4 I.G., 10 I.G., 11 I.G., 5 T.F., 17 T.F., 12 V.B., 20 V.B., 2 V.B., 19 I.D., 21 T.F., 36 E.

Sordera y mudez

17 y 21 T.F., 15 V.G.

Interesante es recordar aquí la reciente experiencia de Cha Pu-yu de Pekín basado en el principio de que: *"nunca terminará el movimiento de cambio en el mundo de la realidad objetiva, y tampoco tendrá fin el conocimiento de la verdad por el hombre a través de la práctica".*

Impulsado por un gran móvil, se punzó a sí mismo para estudiar el problema de la curación de los *sordomudos*. Observó en él y en estudiantes experimentadores que insertando *profundamente* las agujas en la *zona periauricular* recuperaban la *capacidad auditiva*. Con respecto a *la mudez*, experimentó el punto 15 V.G. (Ia men), pero punzando *profundamente*.

Sigamos su relato: "cuando inserté la aguja en Ia men (15 V.) a más de 2 cm mis dos brazos se quedaron muy entumecidos... Cuando inserté la aguja a 3 cm en el punto mis brazos y mis piernas me dolían tanto y estaban tan entumecidos que la mano que tenía la aguja difícilmente podía presionarla para ir más allá.

"Presionando llevé la aguja a 4 cm de profundidad: en este instante sentí dar vueltas la cabeza, todo mi cuerpo estaba entumecido y mi garganta estaba caliente. Sólo entonces saqué la aguja.

"Entonces pensé que esto sólo era el primer intento, de modo que tomé la aguja de nuevo y la inserté en el punto Ia men (15 V.G.) cinco veces sucesivamente a pesar del dolor.

"El próximo día ensayé con la estudiante Wang Ya-Chin. Después de tres días de tratamiento, esta muchacha, que había sido sorda y muda durante 15 años, pudo hablar y gritar por primera vez en su vida."

Así, pues, el Ia men que antes era casi prohibido, se puede y se debe hacer.

ENFERMEDADES DE LOS OJOS
(ver pág. 136)

Conjuntivitis crónica (también Herpes Zona oftálmica)

Estudiar si hay astigmatismo, primeramente o rinofaringitis, que pueden causar conjuntivitis.

4 V., 23 T.F., 1 V.B., 10 V.B., 10 V., 20 V.B., 11 V., 14 I.D., 15 I.D., 15 V.G., 11 V.G., 10 I.G., 4 I.G., 4 V.B., 42 V.B., 18-20 V., 20 I.G., En el *Herpes Zona* 10 I.G. calma inmediatamente. Otras veces, 11 I.G.

Hemeralopía. Retinopatía pigmentaria

Tratamiento prolongado. Mejora la enfermedad y la detiene en la mayoría de los casos.
1 V., 1 V.B., 2 V., 23 T.F., 20 V.B., 10 V., 2 E., 23 V.G., 10 V.B. Agregar: 17 V., 18 V., 21 V., 19 V., 22 V., 23 V., 10 I.G., 36 E., 6 B.P.

Catarata incipiente

20 V.G., 8 V., 10 V., 11 I.G., 3 I.D., 1 I.G., 62 V., 1 V. Regularizar los pulsos tratando los meridianos desequilibrados: V.B., E., V., T.F., etcétera.

Glaucoma

20 V.B., 10 V., 6 V.B., 10 V.B., 16 T.F., 2 E., 10 V.G., 19 R., 21 V. Para mejorar el *campo visual* puntos periorbitarios: 1-2 V., 1 V.B., 23 T.F., 4-5 E.

Queratitis

11 I.G., 4 I.G., 3 I.D., 36 E. Se recomienda hacer 1 punto por vez, 1 y 2 V.

Atrofia del nervio óptico

20 V.B., 10 V., 17 T.F., 22 V.C., 1 V., 2 V., 4 V., 10 V.B., 21 V., 67 V.
En todas las *enfermedades de la vista*, y en las *complicaciones* de la *miopía*: 4 I.G., y 36 E.

Oftalmía luminosa y traumatismos

11 I.G. (calma de inmediato).

Hemorragias oculares, específicas de retina o vítreo

6 C.S. (fundamental).
Además: 21 V., 17 V., 4 I.G. ó 11 I.G.

Corioretinitis

1 V., 2 V. Puntos alejados: 4 I.G., 36 E., etc., según el pulso.

ENFERMEDADES DEL SISTEMA NERVIOSO
ENFERMEDADES DEL SISTEMA NERVIOSO PERIFERICO

Neuralgias

Neuralgia de la nuca (y tortícolis)

16-19 V.G., 12-20 V.B., 10 V., 17 T.F., 36 E., 5 T.F., 6 T.F., 2 H., 3 I.D.

Neuralgia del Trigémino: P.S.: 20 V.B., 17 T.F., 2 E., 10 I.G., 11 I.G., 4 I.G., 7 P., 19 V.G., 21 V.G., 4 V., 5 T.F., 36 E.
En la neuralgia de la primera rama: P.S. C.S.: 10 V.B., 1 V., 21 T.F., 1 V.B.
En la neuralgia de la segunda rama: 4 V.B., 5 E., 6 E.
En la neuralgia de la tercera rama: 3 y 8 E.

Plexitis braquial

P.S.: 10 V., 20 V.B., 11 V., 13 V.G., 14 I.D., 15 I.D., 11 I.G., 10 I.G., 5 T.F., 4 I.G.

Neuralgia del N. radial

P.S.: 11 V., 14 I.D., 10 V., 11 I.G., 10 I.G., 4 I.G.

Neuralgia del N. cubital

P.S.:   10 V., 11 V., 14 I.D., 5 C., 3 I.D., 11 P.

Neuralgia del N. mediano

P.S.:   10 V., 11 V., 14 I.D., 5 C.S.. 6 C.S.. 7 C.S.

Neuralgia intercostal

P.S.:   *P.S. alejados*: 5 P., 9 P., 6 C.S., 4 I.G.
Agregar 38 V.B.
P.S. dolorosos más intensos: 11 V., 13 V., 15 V., 19 V., 18 V.
Se aconseja empezar por los puntos alejados.

Dolores lumbares (lumbago y radiculitis lumbosacra)

P.S.:   22 V., 24 V., 25 V., 27 V., 48 V., 49 V., 31 V., 5 T.F., 54 V., 57 V., 60 V., 62 V., 32-34 V.B., 30 V.B., 36 E., 58 V., 37 V.B.

Ciática

P.S.:   Los mismos.

Neuralgia de las ramas cutáneas del muslo y la pierna

P.S.:   31 V.B., 40 E., 10 B.P., 58 V., 34 V.B., 60 V.

PARALISIS

Parálisis facial periférica (neuritis)

P.S.:   2 E., 3 E., 24 V.C., 4 I.G., 7 E.
Además: 5-17-21 T.F., 1-2 V.B., 2 V., 23 T.F., 7 V.B., 6 E.,

19 I.G., 8 E., 36 E., 2 H., 14 V.B., 4 E., 22 T.F. Estudiar el pulso y hacer los puntos alejados, según el mismo.
Si la parálisis es *central*: 20 V.G., 20 V.B., 17 T.F.

Parálisis del plexo braquial (ej.: secuelas de poliomielitis)

P.S.:   15 I.D., 14 I.D., 11 V., 13 V.G., 10 I.G., 5 I.G., 11 I.G.

Parálisis del N. radial

P.S.:   15 I.D., 14 I.D., 11 I.G., 10 I.G., 4 T.F., 10 P., 4 I.G., 11 P.

Parálisis del N. mediano

P.S.:   10 V., 15 I.D., 14 I.D., 3 C.S., 4 C.S., 7 C.S., 5 P.

Parálisis del N. cubital

P.S.:   10 V., 14 I.D., 15 I.D., 3 C., 7 C., 5 C., 3 I.D.

Parálisis de los músculos de la espalda

Según los músculos paralizados: 14 V.G., 38 V., 23 R., 3 V.G., 2 V.G., 25 V., 24 V.

Parálisis de los músculos abdominales

P.S.:   22 V., 25 V., 12 V.C., 6 V.C., 4 V.G., 36 E.

Parálisis ciática

P.S.:   22-24-25-49-54-57 V., 34 V.B., 60 V.

Parálisis de los glúteos

P.S.:   Glúteo mayor: 49 V., 54 V., 6 B.P., 2 H., 4 B.P., 8 V.C. (Mx.).

P.S.:   Glúteo menor: 36 E., 34 V.B., 40 E., 60 V., 44 E.

Parálisis del N. femoral

P.S.: 22 V., 24 V., 25 V., 9 B.P., 31 V.B., 36 E.

ENFERMEDADES DEL S.N. CENTRAL

Hemorragia cerebral: 11 P., 1 I.G., 1 B.P., 1 H., 20 V.G., 54 V., 4 I.G., 67-62 V., 3 I.D.
Como puntos de tonificación general: 20 V.G., 22 V.G., 11 I.G., 4 I.G., 6 C.S., 10 I.G., 36 E.

Epilepsia

15 V.G., 14 V.G., 20 V.G., 24 V.G., 26 V.G., 4 V.G., 20 V.B., 36 E., 4 V., 8 C.S., 6 C.S., 5 C.S., 3 I.D., 62 V., 13 V., 11 V., 15 V.C., 4 I.G., 11 I.G., 10 I.G., 5 T.F., 34 V.B., 6 B.P. Puntos de las extremidades de los dedos de la mano.
En los casos de menos de 10 años de enfermedad mejora el E.E.G.

Corea

P.S.: 20 V.B., 13 V.G., 4 V., 5 T.F., 4 I.G., 3 I.D., 1 I.G., 36 E., 60 V., 6 B.P.

ENFERMEDADES FUNCIONALES DEL S.N.

Neurastenia o psicastenia

7 C,, 36 E., 4 I.G., 10-11 I.G., 6 C.S., 11 V., 13 V., 10 V., 6 V.C., 5 C., 22 V., 6 B.P., 3 V.G., 4 V.C., 14 V.G., 20 y 21 V.G., 38 V., 7 C.S., 5 T.F.

ENFERMEDADES DEL S.N. VEGETATIVO

Jaqueca (migraña)

15 V.G., 20 V.B., 10 V., 20 V.G., 4 I.G., 11 I.G., 4 V., 7 P., 60 V., 5 T.F., 10 I.G., 6 B.P., 7 C., 4 V.B., 1 E. ¡Regularizar los pulsos!

Cefaleas (tratamiento sintomático)

De la R. frontal: 4 V.B., 21 V.G., 44 E.
De la R. de la calota: 19 V.G., 21 V.G., 4 V., 3 I.D.
De la R. temporal: 4 V.B., 41 V.B., 4 V.
De la R. occipital: 17 V.G., 20 V.B., 10 V., 60 V.
Estudien la causa.

ENFERMEDADES REUMATICAS

Artritis (y reuma)

Puntos principales: 5 T.F., 41 V.B., 38 V.B., 31 V., 62 V., 4 B.P., 42 E.
Puntos locales según la articulación.
Hombro: 35 V.B., 11 I.G., 15 I.G.
Codo: 3 C., 5 P.
Manos: 3 T.F., 4 I.G. Puntos de los dedos: puntos de la extremidad, paraungueales y puntos yuxta articulares dolorosos.
Espalda: 13 I.D., 3 I.D., 10 I.G.
Rodilla: 9 B.P., 8 H.
Cadera: 30 V.B., 31 V.
Garganta del pie: 40 E., 62 V.
Lumbar: 31 V., 32 V., 57 V., 58 V., y puntos de las extremidades de los dedos.

ENFERMEDADES ARTERIALES

Apoplejía. Ictus (hemiplejía, afasia)

P.S.: 62 V., 15 I.G., 3 I.D., 11 P., 11 I.G., 20 V.G. (afasia), 3 R.

Arteritis del miembro inferior (claudicación intermitente)

P.S.: 6 C.S., 9 P., 37 V.B., 57 V., 58 V., 42 E., 4 B.P., 3 H., 31 V., 47 V., 3 R., 6 B.P., 36 E., 39 V.B., 41 E., 42 E., 60 V., 65 V., 31 V.B., 54 V., 48 V., 25 al 34 V.

Várices (+ úlcera varicosa)

P.S.: 6 C.S., 4 B.P., 32-36 E., 5-6-9 B.P., 6 R., 62, 58-54 V., 37-38-41 V.B., 3-5 H., 31 V., 43 V.B.

HEMIPLEJIA

Puntos principales: 3 I.D., 62 V., 34 V.B., 11 y 15 I.G., 36 E.
Además: 5 C., 16 I.D., 3 C.S., 10 T.F., 5 y 6 V.B., 7 P., 4 I.G., 5, 9 y 10 I.G., 42 E.
Hemiplejía *con afasia*: 20 V.G.
Hemiplejía *por emoción*: 4 I.D.

ENFERMEDADES DE LA PIEL

P.S.: 54 V., 11 I.G., 5 T.F., 41 V.B.

PARALISIS INFANTIL (POLIOMIELITIS SECUELAS)

Puntos especiales: 39 V.B., 34 y 37 V.B., 11 I.G.
Según la localización:
Intestino Delgado: 4, 3, 11, 12.
Vejiga: 23, 28, 48, 49, 50, 54, 58, 60, 67, 11, 25, 31, 32, 13, etcétera.
Vesícula Biliar: 2, 20, 21, 30, 31, 33, 34, 37, 38, 39.
Riñón: 16, 27, 3.
Circulación-Sexualidad: 3, 6.
Intestino Grueso: 4, 10, 11, 14, 15.
Triple Función: 22, 5.
Estómago: 13, 36.
Bazo-Páncreas: 6, 10, 9.
Vaso Gobernador: 4, 14.
Vaso Concepción: 6.
Hígado: 5.
Punzar según la localización y los puntos que duelan.

ACUPUNTURA SEGUN LAS REGIONES

PUNTOS MAS ACTIVOS SEGUN LA REGION U ORGANO

Cabeza: 4 I.G., 7 P., 7 C., 5 C.S., 20 V.B., 20 y 24 V.G., 1 R., 60 V., 1 E.
Cara: 4 y 11 I.G., 7 P., 26 V.G.
Cuello: 4 I.G., 7 P., 14 V.G., 17 T.F., 10 bis V.
Boca: 4 I.G., 5 I.D., 11 P., 9 P.
Ojos: 4 y 11 I.G., 8 E., 1 y 2 V., 4 V.G., 1 y 37 V.B., 18 y 68 V.
Oídos: 2, 5, 17 y 21 T.F., 19 I.D., 2 V.B., 4 y 11 I.G.
Nariz: 4 y 11 I.G., 7, 12 y 13 V., 20 V.B., 23 V.G., 20 I.G.
Garganta, faringe y amígdalas: 11 P., 3 T.F., 4 I.G., 11 y 15 V., 54 V., 22 V.C., 5 P.
Lengua: 15 V., 4 I.G., 5 C., 5 I.D.
Dientes: 1 y 4 I.G., 44 E., 3 E., 6 C.S., 16 V.G.
Esófago: 4 I.G., 9 P., 6 C.S., 17 V., 12 y 22 V.C.
Corazón: 14 y 15 V., 11 V.G., 6 C.S., 9 P. (arritmia), 14 V.C., 12 V., 3, 5 y 7 C.
Tráquea: 7 y 9 P., 7 C.S., 4 I.G., 17 y 22 V.C., 12, 13, 38 y 24 V., 14 V.G., 10 V.G., 40 E.
Pulmones: 5. 7 y 9 P., 4 I.G., 11, 12, 13 y 38 V., 17 y 22 V.C., 14 V.G., 18 y 36 E.
Estómago: 6 C.S., 36 E., 10, 11, 12 y 13 V.C., 19 R., 44 E., **21 V.**, 13 H., 4 B.P.
Hígado: 3 y 5 H., 18 V., 17, 19 y 20 V., 14 H., 13 H., 12 y 14 V.C., 4 B.P., 10 I.G.
Vesícula Biliar: 37, 38, 41, 43 V.B., 19 V., 10 y 12 V.C., 9 V.G., 6 C.S., 13 H., 10 y 12 V.C., 4 B.P.
Bazo-Páncreas: 6 C.S., 12 V.C., 36 E., 10 V.C., 20 V., 15, 17, 18 y 19 V., 4 B.P., 13 H., 19 al 23 V.
Intestinos: 36 E., 25 E., 9, 8 (Moxas), 6 y 4 V.C., 4 V.G., 3 I.D., 4 y 11 I.G., 24, 25, 27 V.
Peritoneo: 9 V.C., 25, 28 y 36 E., 4 V.C., 9 B.P.

Riñones y uréteres: 23 V., 6 y 9 B.P., 2 R., 6 R., 6 y 9 B.P.

Vejiga: 22, 23, 24, 27, 31, 32, 33 y 34 V., 3 V.C., 4 V.C., 6 y 9 B.P.

Organos genitales masculinos (uretra, verga, testículos): 6 y 9 B.P., 4 V.C., 29 y 30 E., 1 H., 23 V., 31 y 47 V., 3 V.C., 6 R.

Organos genitales femeninos (útero, trompas, ovarios): 3, 4 y 6 V.C., 6 y 9 B.P., 22, 23 y 24 V., 27 y 31 V. (menopausia), 62 V., 29 y 30 E., 67 V., 6 C.S., 1 R., 1 B.P., 1 H.

Senos: 15 V., 18 y 36 E., 17 V.C., 21 V.B.

Dorso: 60 V., 57 y 54 V., 3 I.D., 3 T.F.

Pecho: 6 C.S., 7 y 9 P., 6 B.P., 36 E., 34, 37, 38 V.B., 8 C.

Abdomen: 4, 6 y 9 B.P., 4 y 6 V.C., 25 y 36 E., 8 H.

Pubis: 2, 3 y 4 V.C., 6 y 9 B.P.

Región Lumbar: 2 V.G., 23, 31, 32, 33, 34 V., 57 y 58 V., 60 V.

Cóccix: 1, 2 y 4 V.G., 31, 32, 33, 34, 35, 57, 58 V

Manos: 15 V.G., 1 y 4 I.G., 3 y 6 T.F., 7 C.

Antebrazo: 4 y 11 I.G., 5 T.F., 5 y 7 C.S.

Codo: 10 y 11 I.G., 3 C., 3 C.S.; 5 P.

Brazo: 11 y 15 I.G., 5 P., 3 C.

Hombro: 15 T.F., 4, 11 y 15 I.G., 3, 12, 13 y 14 I.D., 35 V.B., 9 B.P.

Espalda: 15 y 16 I.D., 21 V.B.

Ingle y muslo: 30 y 31 V.B., 23 y 54 V., 2 y 3 V.G., 30 y 31 E.

Piernas: 54, 57 y 58 V., 6 y 9 B.P., 36 E., 34, 37 y 38 V.B.

Rodillas: 9 B.P., 8 H., 54 V., 11 V., 4 I.G.

Pies: 3 H., 4 B.P., 3 R., 60 V., 44 E.

NOTA: Cuando hay un algia o disturbio en un enfermo y no sepa qué hacer recuerde los puntos de los órganos o regionales.

Glándulas de secreción interna (endocrinas)

Páncreas

Puntos que actúan sobre el metabolismo del *azúcar*: 3 B.P., 20 V., 23 V., 3 R., 3 T.F. (tonificar); 3 V.G., 2 H., 40 E. (sedar); 4 V.C., 17 V., 26 V., 28-29-31 V., 32-33-34 V., 36 E., 6 B.P., 5 R.

Tiroides

Hipertiroidismo (hiperfunción): Sedar 9 E., 23 V.C., 13 V.G.
Complementar con 20 V.G., 15 V.C., 15 V., 7 C., 2 H., 4 I.G.
Hipotiroidismo (hipofunción): Tonificar 9-10 E., 14 V.G., 20 V.G., 3 T.F.
Complementar con 7 R., 6 V.C., 4 I.G.

Hipófisis

16-17 y 20 V.G.
Sobre lóbulo anterior: 13 R., 6 B.P. (ovarios), 11 R., 37 V.B. y 3 B.P. (desarrollo y crecimiento).
Sobre lóbulo posterior: 5 B.P., 60 V., 10 V.G.

Suprarrenales

Insuficiencia: Tonificar 7 R., 47 V., 10 V.G., 6 B.P.
Complementar con 6 V.C. (astenia), 16 y 17 V.G. (a través de la hipófisis).
Hiperfunción: Sedar 6 B.P., 7 C.S., 47 V.

Ovarios y testículos (ver pág. 119)

Cuarta parte

ARTICULOS AGREGADOS ESPECIALES

ACUPUNTURA Y OFTALMOLOGIA

El tratamiento por medio de las agujas es de eficacia en oftalmología.

Su escasa difusión en nuestro medio obedece simplemente a los prejuicios médicos.

Varios colegas míos y profesores han podido observar enfermos en quienes la Acupuntura fue realmente decisiva para la curación.

Por nuestra parte nos hemos ofrecido para enseñar el método, pero el interés no se ha manifestado más allá de la curiosidad.

No hay meridianos (o Chings) que no tengan relación con los ojos. Es sabido que el organismo es un todo cuyas partes están relacionadas e interdependientes.

El conocimiento de los Chings (cuya estructura anatómica son los conductos de Kim Bong Han) permite conocer mejor esto y a su vez el método de la inserción de las agujas permite actuar en forma concreta en procesos donde otros métodos fracasan.

El meridiano de *Vejiga* tiene algunos puntos dignos de mencionar: 1 V., 2 V., 60 V. y 67 V. (eficaces en dolores oculares, retinopatía pigmentaria, hemorragias).

El meridiano del *Riñón*, acoplado a Vejiga, puede también usarse, alternando especialmente el 1 ó 2 R. y el 7 R. Un punto especial en dolores de ojos y glaucoma es el 16 R.

Corazón e Intestino Delgado están relacionados en diferentes procesos de los ojos, especialmente en el *glaucoma* con componente emotivo, y en la *queratitis*: mencionemos 3 I.D. y 3 y 5 C.

Hígado y Vesícula Biliar intervienen en *procesos dolorosos* y en las *alergias*. Utiles en glaucomas e iridociclitis. Mencionemos el 3 H., 37 V.B., ambos muy importantes.

Pulmón e Intestino Grueso son Chings que actúan sobre los procesos del sector anterior y posterior del ojo, en coriorretinitis, edema de polo posterior, *oftalmía luminosa*, queratitis, etc. Mencionemos: 11 y 4 I.G. y 7 P.

Estómago y Bazo-Páncreas actúan en la mayoría de los procesos oculares: recordaremos el 36 E., 44 E., 6 B.P.

Circulación-Sexualidad y Triple Recalentador actúan muy eficazmente en queratitis, dolores oculares y hemorragias. En hemorragias de vítreo recordar 6 C.S.

Puede alternarse con 5 T.F. según el pulso.

El Vaso Gobernador duele a la altura del 10 Bis V.G. en el glaucoma y en el glaucoma emotivo: 14 y 15 V.C.

Para comprender bien la utilización de la Acupuntura en oftalmología se precisa conocer la Clínica de la Acupuntura China, hacer diagnóstico por los pulsos y diagnóstico de la lesión ocular por los medios especializados con que cuenta la oftalmología moderna.

LA ACUPUNTURA EN ALGUNAS ENFERMEDADES OCULARES

Las enfermedades oculares según la Medicina China tienen que ver con el hígado. Con las agujas se actúa sobre los meridianos del Hígado y Vesícula Biliar. Dos puntos fundamentales son el 3 H. y 37 V.B.

Hemeralopía. Retinopatía pigmentaria

Puntos principales: 20 V.B,. 10 V., 1 V. y 1 V.B. Estos puntos se punzan profundamente. El 1 ó 2 V. se hacen con una aguja fina y se introduce en la órbita perpendicularmente a la superficie, unos 2 cm. Algunas escuelas usan el 1 V. *interno* que está por dentro del 1 V. y se punza por conjuntiva en la comisura interna del ojo.

Puntos complementarios: 23 T.F., 2 E., 23 V.G., 14 V.B., 17, 18, 19, 21, 22 V., 10 I.G., 36 E, 6 B.P.

Si se hacen sesiones periódicas la agudeza visual aumenta hasta cierto límite según el caso, se amplia el campo visual y mejora la adaptación a la oscuridad. Tomada a tiempo, la enfermedad se estabiliza y deja de progresar.

Catarata incipiente

Se recomienda 20 V.G., 8 V., 10 V., 11 I.G. Además alimentación vitamínica (vitamina C, complejo B *per os* y local en colirio), regularizar los pulsos por medio de los puntos de comando.

Glaucoma

20 V.B., 10 V., 37 V.B. (6 y 10 V.B.), 16 T.F., 2 E., 10 V.G., 19 R., 21 V. Un punto constante doloroso en glaucoma es el 10 Bis de V.G. Quizás esté ligado este punto al centro cilioespinal de Budge. Como es sabido este centro está situado en la médula D. 1-D. 2 y se conecta por el simpático cervical con el iris (produce midriasis). Uno de los síntomas del glaucoma es la excitación simpática. En el glaucoma agudo o con componente emotivo: 3 C., 15 V.

Queratitis

11 I.G., 4 ó 10 I.G. y 3 I.D. son los puntos clásicos. Puede agregarse 36 E., 37 V.B., 3 H. y 38 V.

Atrofia del nervio óptico

20 V.B., 10 V., 17 T.F., 1 V., 4 V., 14 V.B., 21 V., 67 V. En neuritis retrobulbar y atrofia del nervio los resultados son buenos y a veces inesperados. El 1 V. debe hacerse profundo (2 cm) hacia órbita.

Hemorragias de retina y vítreo

6 C.S., 4 y 11 I.G. Los resultados son muy buenos, comprobados con abundante casuística.

Coriorretinitis central; edema de polo posterior

4 I.G. (muy buenos resultados).

Oftalmía luminosa

11 I.G. (resultados espectaculares, inmediatamente cesan los dolores, el enfermo se restablece rápidamente).

Náuseas postoperatorias

36 E.

Herpes Zona

10 y 11 I.G., V.B. y V. según los puntos de comando.

LAS APLICACIONES TERAPEUTICAS DE LOS PUNTOS IU, LLAMADOS PUNTOS DE ASENTIMIENTO EN ACUPUNTURA

por el doctor
CLAUDE BARUCH *(Francia)*

(Extraído de la Revista Argentina de Acupuntura,
pág. 6, nº 22.)

(Tiene por objeto hacer conocer algo de la técnica francesa: F.C.)

I. Generalidades

EL MERIDIANO de la Vejiga, acoplado al meridiano de los riñones, entra en la composición de uno de los cinco elementos, el agua, del cual es la víscera. Recorre el cuerpo humano desde la cabeza hasta los pies, comprende 67 puntos que actúan sobre todo el organismo. Entre dichos puntos, 13 poseen una personalidad propia que conviene subrayar. Son los *puntos Iu, asentimiento o puntos vesicales de los órganos, que se extienden escalonados* desde las vértebras dorsales hasta las sacras. Estos puntos actúan sobre tres planos:

1) Un plano general, a título de eliminación de las toxinas acumuladas en el transcurso de las enfermedades crónicas.

2) Un plano locorregional: las indicaciones de los puntos Iu son capitales en reumatología. Nuestro amigo el doctor de Tymowski los utiliza con frecuencia y éxito en masoterapia china.

3) Por fin un plano particular; los puntos Iu poseen acciones específicas, extravesicales, muy interesantes, que pasaremos a estudiar en el próximo capítulo.

II. Situación anatómica y sintomatología de los 13 puntos Iu (con la nomenclatura francesa)

(Recordemos que los franceses llaman Triple Recalentador [T.R.] al meridiano de T.F.)

1) *Asentimiento de los Pulmones*: *Fei-Iu* situado entre las apófisis transversas de las 3ª y 4ª vértebras dorsales = 13 V.

Indicaciones generales:
Enfermedades crónicas broncopulmonares entre otras el asma.
Indicaciones locorregionales:
Dorsalgias, debidas especialmente a malas posturas.
Psíquicas: ansiedad y melancolía; estomatológicas: estomatitis, glositis, aftas.

2) *Asentimiento de Circulación-Sexualidad*: *Tsiue-Inn-Iu* o 14 V situado entre las apófisis transversas de las 4ª y 5ª vértebras dorsales.
Indicaciones generales:
Aterosclerosis cerebral y coronaria (angor pectoris), bronquitis crónica, cefaleas.
Indicaciones locorregionales:
Dorsalgias y dolores cifoscolióticos.
Indicaciones particulares:
Leucorrea. Hipomenorrea y ninfomanía postmenopáusica.
Con oro: Hipotensión.

3) *Asentimiento del Corazón*: *Sinn-Iu* o 15 V. situado entre las apófisis transversas de las 5ª y 6ª vértebras dorsales.
Indicaciones generales:
Enfermedad del corazón, arterioesclerosis, trastornos cardíacos nerviosos debidos a la aerogastria.
Indicaciones locorregionales:
Dorsalgias y contracturas musculares (relajación).
Indicaciones particulares:
Insomnio. Menorragias.
Con oro: Trastornos urinarios por insuficiencia cardíaca.

4) *Asentimiento del Diafragma*: *Ko Iu* o 17 V. situado entre las apófisis transversas de las 7ª y 8ª vértebras dorsales.
Indicaciones generales:
Hipo. Angor coronario. Disnea.
Indicaciones locorregionales:
Dorsalgias, posturas viciosas, contractura muscular.
Indicaciones particulares:
Depresión psíquica. Hipnosis.
Con oro: Hemorragias, anemias, insuficiencia digestiva.

5) *Asentimiento del Hígado*: *Kann Iu* o 18 V. situado entre las apófisis transversas de las 9ª y 10ª vértebras dorsales, siendo su sintomatología semejante a:

6) *Asentimiento de la Vesícula Biliar*: Tann Iu o 19 V. situado entre las apófisis transversas de las 10ª y 11ª vértebras dorsales.

Indicaciones generales:
Insuficiencia hepatovesicular y enfermedades de ambos órganos, entre otras, ictericia y cólico hepático.
Indicaciones locorregionales:
Dorsalgia y contractura.
Indicaciones particulares:
Hemorroides. Melancolía. Trastornos urinarios (disuria, oliguria, opsiuria).
Con oro: Puntos de drenaje de la bilis.

7) *Asentimiento del Bazo-Páncreas*: Pi Iu o 20 V. situado entre las apófisis transversas de las 11ª y 12ª vértebras dorsales.
Indicaciones generales
Diabetes mellitus, esplenomegalia.
Indicaciones locorregionales:
Dorsalgias. Lumbago. Cólicos nefríticos.
Indicaciones particulares:
Con oro: Indigestiones agudas en un dispéptico.

8) *Asentimiento del Estómago*: Oe Iu o 21 V. situado entre las apófisis transversas de la 12ª vértebra dorsal y la 1ª vértebra lumbar.
Indicaciones generales:
Trastornos digestivos y gástricos. Aerogastria. Uremia digestiva.
Indicaciones locorregionales:
Dorsalgias. Lumbalgias. Lumbago. Contractura muscular.
Indicaciones particulares:
Intolerancia a la leche y convulsiones de los lactantes.

9) *Asentimiento del Triple Recalentador*: Sann Tsiao Iu o 22 V. situado entre las apófisis transversas de las 1ª y 2ª vértebras lumbares.
Indicaciones generales:
Trastornos gástricos (úlcera), congestión pulmonar de origen cardíaco, infecciones urogenitales.
Indicaciones locorregionales:
Lumbalgias, ciática, contractura muscular.
Indicaciones particulares:
Dispareunia, impotencia o frigidez, laringitis.

10) *Asentimiento de los Riñones*: Chenn Iu o 23 V. situado entre las apófisis transversas de las 2ª y 3ª vértebras lumbares.
Indicaciones generales:

Enfermedades urinarias, albuminurias, trastornos cardíacos de origen Brightico.
Indicaciones locorregionales:
Lumbago, ciática, cólicos nefríticos.
Indicaciones particulares en oro:
Hemorragias, hemorroides, esterilidad masculina, litiasis infectadas.

11) *Asentimiento del Intestino Grueso*: *Ta-Tchrang-Iu* o 25 V. situado entre las apófisis transversas de las 4ª y 5ª vértebras lumbares.
Indicaciones generales:
Trastornos intestinales (colopatías crónicas).
Indicaciones locorregionales:
Lumbalgias, lumbago, ciáticas, contractura muscular.
Indicaciones particulares:
Hemorroides.

12) *Asentimiento del Intestino Delgado*: *Siao-Tchang-Iu* o 27 V. situado un tanto fuera y debajo del 1er. agujero sacro.
Indicaciones generales:
Trastornos intestinales, hemorroides, trastornos urinarios y albuminurias.
Indicaciones locorregionales:
Sacralgias.
Indicaciones particulares en oro:
Diarrea aguda, cefaleas con boca seca (sed).

13) *Asentimiento de la Vejiga*: *Prang-Koang-Iu* o 28 V. situado un tanto fuera del 3er. agujero sacro.
Indicaciones generales:
Verdadero punto de alarma de la pequeña pelvis con hemorroides, patología anal, patología de las vías urinarias, cistitis, infecciones genitales, albuminurias.
Indicaciones locorregionales:
Sacralgias, dolores anales, dolores debidos al prolapso.
Indicaciones particulares en oro:
Incrementos agudos de las infecciones genitourinarias crónicas, hemorroides sangrantes.

Hemos incluido el *Ko-Iu* o 17 V. que, aunque no forma parte de los verdaderos asentimientos, nos ha parecido, a causa de su importancia sintomatológica, un punto *Iu* intermediario, diafragmático, entre las regiones torácica y abdominal.

III. Aplicaciones terapéuticas

1) *Técnicas de puntura*:

a) La puntura clásica consiste en asociar en las enfermedades crónicas o los dolores vertebrales antiguos, los puntos *Iu* correspondientes al dolor o al órgano afectado, con otros puntos del cuerpo, particularmente los puntos de eliminación para restablecer el equilibrio de la energía. Son norma la aguja de plata o de acero; sin embargo, en algunos casos particulares, especialmente si se trata de un episodio agudo en una enfermedad crónica, de una hemorragia o una supuración, la aguja de oro es preferible por su estimulación.

b) El método extrarrápido del ou-rou, consistente en punturar sucesivamente durante varios segundos los puntos de asentimientos con la misma aguja de plata, queda reservada en caso de reacción indeseable a la puntura clásica, o en caso de dolores reumáticos agudos, de reciente aparición.

c) A la inversa, el método de la aguja permanente, que consiste en dejar sobre los puntos *Iu* agujas de plata cubiertas de tela adhesiva durante 48 horas, está limitado a las vertebralgias antiguas, rebeldes, bien localizadas.

d) Métodos particulares, consistentes en calentar las agujas de plata colocadas sobre los puntos *Iu*.

2) *Asociaciones y combinaciones de los puntos Iu*:

La puntura de los puntos *Iu*, como la Acupuntura en general, puede asociarse a remedios alopáticos u homeopáticos y a otras técnicas de medicina física como la kinesioterapia y la masoterapia clásica o china. Esta última técnica resulta muy útil cuando se trata de obtener una relajación del sujeto con sedación de una contractura muscular dolorosa: volveremos a tratarlo más adelante.

La asociación de los puntos *Iu* entre ellos trae a veces mejorías que la sola puntura aislada de los puntos *Iu indicados* no permitiría lograr.

Algunos puntos *Iu* por fin, son notables por sus acciones particulares cuando se los combina con otros puntos. Citemos:

El 13 V. o *Fei-Iu* (Asentimiento de los Pulmones) junto con 19 V.G. o *Pae-Roe* en caso de ansiedad.

El 15 V. o *Sinn-Iu* (Asentimiento del Corazón) junto con 11 V.G. o *Chenn-Tchou* para formar el "triángulo mágico", "placa giratoria" de la relajación y de la sedación de la angustia. Este mismo 15 V. asociado a 5 C. (*Trong-Li*) y 7 C. (*Chenn-Menn*), con oro, actúa sobre la fiebre de candilejas ("trac").

El 17 V. (*Ko-Iu*) es con oro, el punto maestro de las hemorragias y de las anemias. Con plata, es un punto notable del hipo.

El 21 V. (*Oe-Iu*) asociado a 36 E. (*Sann-Li*) y al plexo resulta excelente en el mal de los transportes.

El 28 V. (*Prang-Koang-Iu*) debe utilizarse en todos los dolores de la pequeña pelvis, asociado al 2 H. (*Sing-Tsienn*) con plata.

3) *Empleos de los puntos Iu y ejemplos*:

a) En las afecciones generales crónicas, una vez determinado el órgano enfermo con los exámenes clínicos y complementarios y la pulsología, se asocia la puntura de los puntos *Iu* correspondientes, con otros puntos utilizando el método clásico. Ejemplo: enfermo que se queja de aerogastria antigua con palpitaciones, hacer en plata 15 V. (*Sinn-Iu*), 21 V. (*Oe-Iu*), 17 V.C. (*Trann-Tchong*) punto de los gases y los puntos dolorosos locales junto con 4 I.G. (*Ro-Kou*) con oro. Ulteriormente podrá asociarse a los puntos *Iu*, 2 H. y 3 H. (puntos de los espasmos), siempre con plata.

Si se trata de un episodio agudo en una enfermedad crónica, punturar los puntos *Iu* correspondientes al órgano afectado, con oro. Ejemplo: enfermo ulceroso de antigua data, presentando un incremento doloroso agudo reciente: punturar con oro el 21 V. (*Oe-Iu*), 17 V. y 23 V. (acción de refuerzo) asociado con plata a los puntos locales abdominales dolorosos y a 2 H. (*Sing-Tsienn*) y 3 H. (*Trae-Tchrong*).

b) En reumatología, las indicaciones locorregionales de los puntos *Iu* son esenciales, siendo su asociación con los puntos de masoterapia china, encomiados por el doctor *de Tymowski*, muy interesante. El enfermo, recostado en procúbito, se masajea utilizando el pulpejo de los dedos en el sentido del meridiano, el 2, 5, 11, 13 V.G.; 10, 15, 45, 47 V.; 21 V.B., 14 T.R. y 12 I.D., según el nivel del reumatismo. Y así, una vez lograda la relajación y la resolución muscular, se punza con plata los puntos dolorosos *Iu* locales. Ejemplo: enfermo presentando dorsalgias antiguas de origen artrósico. Se lo recuesta en procúbito, y se masajean los puntos 13 V.G., 14 T.R., 12 I.D., 11 V.G. y 15 V. Y se punza con plata 13, 14, 15 V. y los puntos dolorosos de la espalda, asociados con oro al 15 T.R. (*Tienn-Tsiao*), punto higrométrico.

En caso de dolores agudos recientes, se punzan con plata los puntos dolorosos *Iu* de la espalda utilizando el método extrarrápido. Ejemplo: enfermo que después de una caída o esfuerzo presenta un lumbago agudo, reciente, siendo el dolor intenso pero difuso y mal localizado. Punzar con plata según el método extrarrápido con la misma **aguja**, sucesivamente: 22, 23 y 25 V. y los puntos dolorosos locales; y además, con oro, utilizando la puntura clásica, el 30 V.B. (*Roann-Tsiao*), punto higrométrico y 60 V. (*Kroun-Loun*) para fijar los dolores.

En caso de dolores antiguos, localizados, puede utilizarse la aguja de plata permanente. Ejemplo: enfermo presentando un dolor en barra a nivel de L. 5 desde hace varios años. Se punza, dejando la aguja de plata durante 48 horas, el 25 V. Se punza normalmente, por otra parte, con plata el 60 V. (*Kroun-Loun*) punto de los dolores y 30 V.B. (*Roann-Tsiao*) con oro.

Pueden calentarse las agujas de plata para reforzar su acción. Ejemplo: enfermo presentando sacralgias antiguas, punturar con plata 27 y 28 V. y los demás puntos dolorosos sacros, que se calentarán levemente. Asociar a dicho tratamiento la puntura de 30 V.B. con oro y 60 V. y 3 H. con plata.

Por fin, en caso de fracaso terapéutico se pueden reforzar los puntos *Iu* interesados con la puntura de otros puntos *Iu*, levantando a veces el bloqueo. Ejemplo: enfermo presentando un hipo rebelde, punturar con plata 17 V. (*Ko-Iu*). En ausencia de resultados, punturar luego 15 V. y 18 V. dando vuelta levemente las agujas. A menudo el hipo se atenúa para desaparecer al cabo de 2 ó 3 sesiones cotidianas.

Quinta parte

REGLAS TERAPEUTICAS. LOS CINCO ELEMENTOS

I.
ASPECTOS IMPORTANTES Y REGLAS TERAPEUTICAS. PUNTOS ESPECIALES

DAMOS algunos métodos heredados del pasado y de la práctica actual, pero *recordamos* que: *el estudio correcto de los pulsos, una comprensión dialéctica del proceso de la enfermedad del paciente, llegar a captar cuál es la contradicción principal y el punto a punzar y la punción profunda son las claves modernas de la Acupuntura.*

A lo dicho anteriormente sobre el método en Acupuntura agregamos ahora algunas reglas y citamos puntos especiales a tener en cuenta.

A) DETERMINACION DE PUNTOS A PUNZAR

Ciertas reglas terapéuticas

a) Punzar abajo si la afección está arriba.
En dolor de cabeza orientarse generalmente por: 7 P. (*Lie Sué*).
En la hipertensión: 1 ó 2 R. (*Iong Tch'uen y Ian Ku*), 3 C., 16, 17 y 18 I.D.
En odontalgia superior: 44 E. (*Nei T'ing*).
Insomnio nervioso: 45 E. (*Li Toe*).
b) Punzar arriba si la afección está abajo.
En la epistasis: 23 V.G. (*Chang Hsing*).
Prolapso rectal: 20 V.G. (*Pai Huei*).
c) Punzar del lado opuesto a la afección.
Esta regla es particularmente eficaz en la hemiplejía y la parálisis facial (ver los puntos en el repertorio). También en las algias.
d) Asociar los puntos locales y a distancia correspondientes a una región.
Por ejemplo: *neuralgia torácica*: 14 H., 13 H., 25 V.B., locales y hacer 5 y 6 T.F., 34 y 37 V.B. a distancia.

Afección abdominal: Puntos locales: 12 V.C., 11 V.C., 25 E., 4 V.C y 6 V.C.

Puntos a distancia: 6 C.S., 36 E., 4 y 6 B.P.

e) Para determinada enfermedad actuar sobre determinado punto (sobre esto hay reglas mnemotécnicas y poesías en chino). Recordemos:

Abdomen e intestino: 36 E.
Riñón y dorso: 54 V.
Cabeza: 7 P.
Cara y boca: 4 I.G.
Hay relación de efecto entre 5 H. y 37 V.B.
Lo mismo 36 E. y 44 E. También 54 y 47 V.; 3 H. y 60 V.; 30 y 34 V.B.; 5 C. y 7 P.; 4 I.G. y 11 I.G.; 3 I.D. y 7 P.
En las psicopatías recordar 14 y sobre todo 20 V.G.
Retención de agua: 9 V.C.
Tuberculosis pulmonar: 38 V.
Debilidad, anemia: 38 V.
En geriatría: 6 V.C. para levantar la energía.
Dolor de los dos ojos: 37 V.B.
Cefaleas con calor en la cabeza: 5 T.F.
Dolor en el vientre y opresión o neurastenia: 6 C.S.
Exceso de expectoración: 40 E.
Sobre las deposiciones actúan: 1 H. y 6 T.F.

B) DIEZ REGLAS DE ELECCION DE LOS PUNTOS

1) *Se señala la asociación de los puntos locales con los puntos a distancia situados en los miembros*

En las enfermedades de órganos viscerales se usan como puntos locales los puntos de Correspondencia, Asentimiento o Iu de la cadena vesical paravertebral.

Tórax: Local: 17 V.C. Distancia: 6 C.S.
Costillas: 14 y 13 H., 25 V.B., 34 y 37 V.B.
Abdomen: 6, 12 y 13 V.C., 4 y 6 B.P., 36 E.
Bajo vientre: 3, 4 y 6 V.C., 6 y 9 B.P., 36 E.
Zona lumbar: 23 V., 2 V.G., 33 V.B., 54 y 58 V.

2) *Empleo de un punto único.*

El 15 T.F. en las afecciones del hombro del lado opuesto.
El 8 V.C. en vómitos y enterocolitis coleriformes.

En epilepsia: 26 V.G.
En vértigos y síncope: 20 V.G.
Vértigos y anemia: 14 V.G.
Hemorroides: 1 V.G.
Fiebre: 13 V.G.

3) *Empleo de puntos simétricos.*

Es decir se emplean los puntos indicados en forma bilateral.
Dolores lumbares: 23 V. y 54 V. bilaterales.
Gastralgia: 36 E. y 6 C.S.
Dolores menstruales: 6 B.P.
Dolores de cabeza: 7 P.
Dolores de la cara y de la boca: 4 I.G.

4) *Se emplean puntos en los cuatro miembros.*

Intestino y estómago: 6 C.S. y 36 E.
Dolores intercostales: 6 T.F. y 34 V.B.
Gran nerviosidad: 4 I.G. y 3 H.
Cardiopatías: 7 C. y 45 E.
Son en resumen dos puntos cuplados punzados bilateralmente.

5) *Cadena de puntos en el mismo miembro.*

Hay que tener en cuenta que este método es peligroso, porque puede dar reacciones violentas.
Dolores del miembro superior muy grandes: 4, 11 y 15 I.G.
Parálisis del miembro inferior: 30, 34 y 39 V.B.

6) *Puntos opuestos anteriores y posteriores a un mismo nivel.*

Afecciones cerebrales: 26 V.G., 16 V.G.
Dolores de menstruación: 3, 4 y 6 V.C., adelante; 31, 32, 33 y 34 V. (los agujeros sacros) y 30 V., en la parte posterior.

7) *Hacer los puntos que circundan.*

Se elige el punto local más activo y se punzan los puntos vecinos que circundan.

Se puede rodear la región en varias sesiones y no en una sola.

Por ejemplo: 21 V.B., 14 T.F. y 11, 14, 15 y 10 I.G. en los dolores de espalda.

8) *Elegir los puntos opuestos en el meridiano.*

Por ejemplo en dolores de la palma: 1 C.S., 1 C. y 1 P.
En los dolores del dorso de la mano: 23 T.F., 20 I.G. y 19 I.D.

9) *Cuplar los puntos que tienen el mismo efecto sobre un órgano interno.*

Por ejemplo:
4 I.G. y 9 P. en las afecciones del Pulmón.
4 B.P. y 36 E. en las enfermedades del Estómago.
7 C. y 3 I.D. en la opresión del Corazón.
6 B.P. (u 8 y 10 B.P.) y 38 E. en las afecciones genitales femeninas.
10) *Consiste en emplear fórmulas reconocidas por la práctica.*
Para la tos: 9 P. y 13 V.
En la hipertensión: 54 V. y 1 R. (otra fórmula 17 ó 18 I.D.).
Asma: 13 V. y 38 V. (para calmar el acceso).
Afecciones de la garganta: 22 V.C.
Hemoptisis: 5 P.
Tuberculosis pulmonar: 38 V.
Leucorrea: 30 V. y 26 V.B.
Espermatorrea: 6 B.P. y 23 V.
Vómitos: 12 V.C. y 36 E. ó 6 C.S.
Hemorragias: 17 V.
Menstruaciones dolorosas: 6 V.C., 6 y 10 B.P.
Metrorragias; 6 B.P. (también 1 B.P.).
Los puntos dorsales (*Iu*) tienen *correspondencia* con los órganos.
Los puntos 4 y 6 V.C. sirven para estimular la *vitalidad*.

Naturalmente hay que conocer perfectamente la acción de cada punto, recordando que no siempre la misma enfermedad se cura con los mismos puntos ya que no hay enfermedades sino enfermos y por otra parte cada punto tiene efecto sobre distintas enfermedades.

Debe estudiarse bien los puntos 4 I.G., 7 R., 6 C.S., 36 E., 9 B.P., 6 B.P., 1 T.F., 7 C. y 7 C.S. cuyas diversas acciones, muy valiosas deben ser utilizadas.

"Es mejor actuar sobre pocos puntos pero conocerlos y punzarlos bien."

Advertencia.

La *regla* de actuar según *los puntos de comando* ha sido explicada en la segunda parte de este libro por lo que no insistimos; sólo aconsejamos o recordamos que tiene gran importancia y permite hacer una Acupuntura razonada.

Puntos de origen (puntos Yuen)

Tienen la particularidad de estar en relación con el órgano o función del meridiano a que corresponden. Por su parte, los puntos *Iu* tienen relación de correspondencia con un órgano, ejemplo: 13 V. con el pulmón, 15 Î.D. (*Tsienn-Tchong-Iu*) que corresponde al medio de la espalda, 30 V. (*Pai Koang Iu*) a las pérdidas blancas.

Puntos que regulan el Inn y el Yang

Respectivamente 6 C.S. y 5 T.F. en general.

Puntos Lo, o comunicantes, que regulan la energía de una cupla.

Punzar siempre el meridiano carencial con preferencia al que está en exceso.

Estos puntos son: 7 P., 6 I.G., 40 E., 4 B.P., 5 C., 7 I.D., 58 V., 4 R., 6 C.S., 5 T.F., 37 V.B., 5 H.

Puntos horarios

Cuando la sesión corresponde a un horario en que un meridiano se encuentra en el máximo de energía conviene utilizar los puntos horarios que son: 8 P., 1 I.G., 36 E., 3 B.P., 8 C., 5 I.D., 66 V., 10 R., 8 C.S., 6 T.F., 41 V.B., 1 H.

Por ejemplo, si Vejiga es carencial y son las *15 horas* conviene hacer 66 V.

C) PUNTOS ESPECIALES

Ciertos puntos tienen una acción favorable sobre el desarrollo de un proceso orgánico. Son puntos que pueden actuar sobre determinados síntomas o síndromes. Citaremos algunos de los más importantes:

Afecciones del Corazón: 17 V., 7 C.S.
Afecciones de las arterias: 9 P., 6 C.S.
Afecciones de las venas: 38 V.B., 31 V.
Afecciones de la sangre: 17 V.

Anemia: 38 V.
Afecciones digestivas: 30 E., 4 B.P.
Afecciones respiratorias: 13 V., 17 V.C.
Afecciones óseas: 11 V.
Afecciones musculares: 34 V.B.
Afecciones cutáneas: 54 V., 11 I.G.
Afecciones de oídos, nariz, garganta: 4 I.G.
Afecciones nerviosas: 60 V.
Afecciones de la médula: 39 V.B.
Afecciones simpáticas: 10 V., 10 Bis V., 20 V.B., 2 R.
Debilidad general y geriatría: 36 E., 4 V.C., 6 y 15 V.C., 11 V.G.
Depresión psíquica con emotividad: 3 C. o *Tchong T'chu* (punto japonés de V. Gobernador).
Dolor, algias en general: 60 V., 4 I.G., 8 H., 37 V.B., 3 C., 5 T.F., 41 V.B.

II.
LOS CINCO ELEMENTOS
(Capítulo informativo)

Según la antigua tradición china, todo puede ser relacionado con la regla de los cinco elementos.

Los cinco elementos son:
La madera ("Mu").
El fuego ("Huo").
La tierra ("T'u").
El metal ("Tchin").
El agua ("Chuei").
La correspondencia con los órganos es la siguiente, según esta teoría:
Madera: Hígado.
Fuego: Corazón.
Tierra: Bazo-Páncreas.
Metal: Pulmón.
Agua: Riñón.

Siguiendo con su planteo, según la tradición, podemos dibujar un pentágono con los cinco elementos y los cinco órganos (a los que adjuntamos los órganos cuplados respectivos), por ejemplo: B.P. y E., R. y V., etc. Coincidiendo con fuego tenemos C. e I.D. y C.S. con T.F. (ver fig. 8).

Pues bien, según la vieja tradición, que es útil para la práctica terapéutica, aunque en la actualidad no tenga una correspondiente explicación científica, existen *dos ciclos*, uno circular y otro estrellado.

El *ciclo circular* se llama "Cheng" y el estrellado "K'o".

El ciclo circular (*Cheng*) deriva de la regla de madre a hijo:

El fuego engendra la tierra, la tierra engendra el metal, el metal engendra el agua, el agua engendra la madera, la madera engendra el fuego. Se explica fácilmente este ciclo ya que la tierra ha sido formada por el fuego, el metal se encuentra en la tierra, la madera se nutre de agua y alimenta el fuego. El origen del agua a partir del metal es más hipotética.

El *ciclo estrellado* (*K'o*) se basa en el razonamiento siguiente:
El fuego somete el metal fundiéndolo.

El metal somete la madera cortándola, la madera somete a la tierra recubriéndola, la tierra somete al agua absorbiéndola, el agua somete al fuego extinguiéndolo.

El estudio de los dos ciclos "Cheng" y "K'o" trasladados sobre el plano de los órganos tal como lo refleja la figura 8 es de extrema importancia en razón de las conclusiones terapéuticas que de ello se deriva.

Por lo pronto vemos que según el *ciclo circular (Cheng)*:
El Corazón es la "madre" del Bazo.
El Bazo es la "madre" del Pulmón.
El Pulmón es la "madre" del Riñón.
El Riñón es la "madre" del Hígado.
El Hígado es la "madre" del Corazón.
Y que:
El Intestino Delgado es la "madre" del Estómago.
El Estómago es la "madre" del Intestino Grueso.
El Intestino Grueso es la "madre" de la Vejiga.
La Vejiga es la "madre" de la Vesícula Biliar.
La Vesícula Biliar es la "madre" del Intestino Delgado.

Los sesenta puntos de comando. El ciclo K'o

En Occidente (preferentemente en Francia) se ha establecido el sistema de los puntos de comando, tal como hemos visto en otra parte del libro.

El hecho es curioso, según Lavier, por cuanto en ningún texto chino se indica que los puntos mencionados en Occidente tengan semejante efecto sobre el equilibrio energético.

Desde el punto de vista práctico, el sistema de puntos comando permite dirigir con acierto el tratamiento, basando en el estado de los pulsos y de acuerdo con ello usando los puntos Sedantes o Tonificantes.

En realidad, muchos puntos de un meridiano pueden jugar ese rol.

Son los puntos que están situados entre el codo y la mano y la rodilla y el pie, lugares donde se unen los meridianos Yang e Inn. Es en estos lugares, por debajo de la rodilla y del codo donde la energía puede modificarse (ley Liu Tchu).

Si se utiliza el ciclo estrellado o *K'o*, el órgano de donde parten las flechas en la figura 12 son los que someten al que llega la flecha.

El órgano Yang de un lado somete al Inn del otro y el Inn de un lado al Yang del otro. Por ejemplo Estómago, somete a Riñón y Bazo a Vejiga.

No profundizamos en este tema por considerarlo muy complejo y fuera de los límites que nos propusimos al escribir este texto.

El método del Shoni-Shin

Este procedimiento consiste en estimular la piel, hasta producir rubefacción por medio de diferentes tipos de agujas o simplemente como aconseja el Dr. Sussman frotando los puntos con la uña de los dedos.

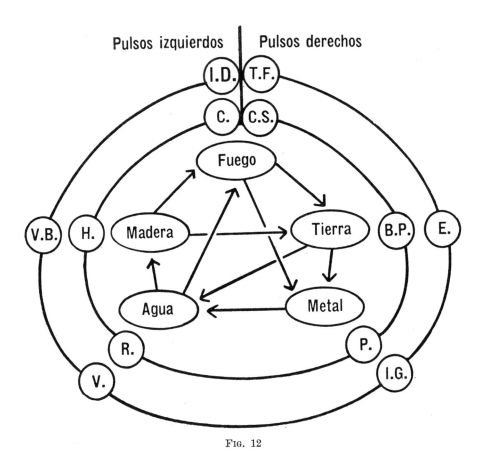

Fig. 12

Se usa entre los 20 días de edad y los ocho años. Puede combinarse con los masajes, A. y M.

Ejemplos:

Dispepsias: 17, 20 y 22 V., 12 V.C., 25 E.

Constipación: 25 V., 25 E., 13 B.P.

Enuresis: 25 y 32 V., 3 V.C., 28 E.

Nerviosidad: 2 y 4 I.G., 10 y 11 V.

Rinitis: 10 V., 20 V.B., 23 V.G.

Véase el artículo resumen del Dr. S. Murata del libro de los Dres. Yoneyama y Mori en la *Revista Argentina de Acupuntura*, pág. 11, nº 10.

El martillo de plástico con siete agujas.

El *martillo de plástico con siete agujas* distribuidas en círculo puede utilizarse para golpear y luego poner ventosas en puntos determinados, por ejemplo: 13 V. y 23 V., al estilo de las ventosas escarificadas.

Para tonificar un punto es suficiente varios golpes de martillo, aplicados suavemente sin necesidad de hacer sangrar.

Sexta parte

I.

INTEGRACION DE AMBAS MEDICINAS

II.

DESARROLLO DE LA A Y M EN JAPON

III.

EL CUARTO SISTEMA

Para terminar esta parte reproducimos tres artículos de interés

I.

INTEGRACION DE LA MEDICINA CHINA Y LA OCCIDENTAL

Por LIANG YIN (1962)

"La medicina moderna, conocida por lo general en China como medicina occidental, fue introducida en el país hace sólo poco más de cien años. Antes de la liberación no había colaboración entre sus representantes y los de la escuela tradicional. En la nueva China, la vigorosa política implantada al respecto para corregir este error ha tenido éxito y ahora los integrantes de ambas escuelas médicas laboran en estrecha vinculación.

"A partir de 1955 se han establecido cursos en todo el país (con la excepción de escasas áreas) destinados a que los médicos de la escuela occidental estudien temas tales como la historia de la medicina tradicional china, su teoría y su práctica, los clásicos de la literatura médica china, medicina interna, cirugía, ginecología, pediatría, ortopedia, Acupuntura y masaje. Los graduados de estos cursos especiales están ahora combinando el conocimiento científico moderno con los métodos, teorías y experiencia clínica de la medicina tradicional china en el tratamiento del enfermo. Se han empeñado asimismo en la investigación científica de la medicina china y han escrito tratados sobre el tema. Otros han auxiliado a los médicos veteranos tradicionales a sumarizar y redactar sus valiosas experiencias.

"Los médicos de la escuela occidental que han tomado o están tomando estos cursos especiales en diversas partes del país, incluyen profesionales de fama, profesores y conferenciantes, al igual que médicos recién graduados en las universidades. Todos están acordes en que el adiestramiento recién adquirido les resulta de gran utilidad. En el tratamiento de la apendicitis aguda, por ejemplo, donde el método occidental indica una intervención quirúrgica, los médicos de la escuela tradicional pueden efectuar la curación (en los casos en que no hay peligro de perforación o de peritonitis) por medio de drogas o de la Acupuntura. Mediante la combinación de la medicina china y la occidental, los médicos ahora están en mejor posición de decidir cuándo una intervención quirúrgica es necesaria en realidad.

"En el tratamiento de las fracturas óseas, la medicina china ha ganado renombre universal. Ella combina la medicación oral, la medicación externa, la reducción de la fractura y el entablillamiento, para lograr una consolidación rápida, con la recuperación consiguiente de la función. Las técnicas modernas, tales como los rayos X y la anestesia, también se utilizan.

"Pudieran citarse muchos otros ejemplos para ilustrar los resultados fructíferos de esta política de estimulación y capacitación de médicos de la escuela occidental para estudiar la medicina china, y viceversa. Todo ello ha redundado en positivos beneficios para la práctica de la medicina en China."

El entrenamiento de los médicos jóvenes

Adicionalmente a las clases especiales, a que asisten con mayor frecuencia los médicos de más experiencia, se han utilizado otros medios de entrenamiento para los médicos jóvenes. Uno de ellos es el establecimiento de escuelas de medicina tradicional china. En el año 1956 se inauguraron cuatro de estas escuelas en Pekín, Shanghai, Canton y Chengtu. Desde 1958 se han establecido veinte escuelas adicionales en diversas partes del país, con una matrícula de muchos millares de estudiantes adiestrándose bajo la dirección de prácticos expertos. En estos centros el 70 % del currículum se refiere a la medicina china —su teoría y su práctica— y el 30 % a la medicina occidental. Se han establecido asimismo —en gran número— escuelas secundarias especializadas en materias afines a la medicina, las que han comprobado su utilidad como auxiliares importantes de las escuelas médicas.

Otro método, tan popular entre los médicos como entre sus alumnos, es el del "aprendizaje". En la actualidad, decenas de millares de jóvenes laboran como "aprendices" al lado de médicos experimentados, en todo el país. Muchos de estos "aprendices" cuentan con varios años de entrenamiento previo en medicina china, mientras otros son graduados de colegios de la medicina occidental. En el Instituto de Medicina Tradicional China de Pekín hay más de treinta bien conocidos profesionales de la medicina china que han sido invitados desde distintas partes del país para que se hagan cargo de labores de investigación médica y de consulta. Todos ellos han sobrepasado los sesenta años y son técnicos en sus especialidades. Desde 1958, más de un centenar de médicos de la escuela occidental, que han recibido entrenamiento en medicina china, han sido seleccionados para trabajar con los anteriores como "aprendices". Estudiando la medicina china clásica y trabajando bajo la dirección de expertos, estos médicos han hecho notables progresos. Algunos de ellos ya pueden practicar por sí mismos la medicina china mientras que otros han asimilado los métodos altamente especializados de sus maestros en el tratamiento de casos difíciles (fig. 13).

Búsqueda y recolección de remedios específicos

Se ha estado desarrollando en todo el país, desde 1954, una campaña destinada a la búsqueda y recolección de remedios tradicionales. Esta tarea está siendo dirigida por grupos especiales organizados en las distintas provincias, regiones autónomas, municipalidades y poblados. Dichos grupos han desarrollado

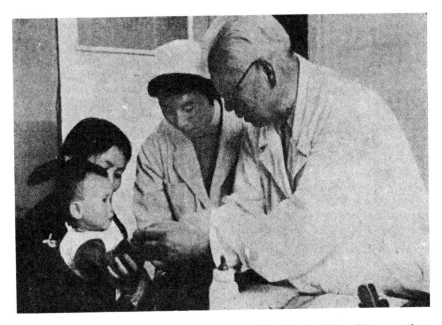

Fig. 13. — Dos médicos de distinta formación, occidental y tradicionalista, practican juntos en cada hospital.

su labor entre los pueblos y los prácticos tradicionales, explicándoles la política del Partido y del Gobierno respecto a la medicina china y elaborando los métodos más idóneos para extraer y desarrollar el atesoramiento que comporta el acervo médico chino.

La campaña ha rendido sus frutos de muchas maneras. Ha revelado el número de médicos que practican la medicina tradicional en el país y el campo en que se especializan. A los más experimentados se les ha invitado a ejercer en los hospitales del Estado o a enseñar en las nuevas escuelas de medicina tradicional que se han establecido. Los prácticos tradicionales han recibido a los grupos investigadores con un gran entusiasmo. Ya no se reservan el secreto de sus conocimientos para sí mismos, sino que uno tras otro han presentado sus remedios como obsequios al Estado. Dentro del lapso de unos pocos meses después de iniciada la campaña, centenares de miles de estos remedios han sido coleccionados y registrados, y muchos de los mismos han probado una verdadera efectividad.

Antes de la liberación, estos remedios se atesoraban como herencias y rara vez eran conocidos por el público. Esto era comprensible en una sociedad donde la clase trabajadora no tenía garantía alguna de una vida decente. Ese conocimiento era todo lo que tenían a su alcance en caso de necesidad. Ahora, en la nueva sociedad, con empleos adecuados, para todos, los pensamientos egoístas de beneficio material están perdiendo terreno ante la realidad del generoso ideal socialista de servicio al bien común.

Muchas historias conmovedoras se han sabido en relación con médicos de la escuela tradicional que han aportado remedios secretos y manuscritos raros que han pasado de generación en generación desde sus más remotos antepasados. Yu Ting-Hsing, práctico tradicional de 71 años, de Chichun, provincia de Hupeh, aportó cinco libros médicos que su padre le había dejado en herencia, un libro especial sobre Acupuntura por el cual había pagado doscientos dólares de plata y muchos remedios especiales con los cuales había trabajado durante largo tiempo. "Yo atesoraba estas cosas antes de la liberación, por sobre todas las demás", manifestó. "Mi padre era médico tradicional, al igual que mis cuatro hermanos. Como yo era el mayor, mi padre me lo dejó a mí. El me expuso que bajo ningún concepto debían ser hechos públicos, pero que deberían entregarse a quien lo mereciera, a su debido tiempo y lugar. El Partido y el Gobierno nos han pedido que hagamos todo lo que esté a nuestro alcance para ayudar a desarrollar nuestra tradición médica. No tengo dudas de que el presente es la hora y la oportunidad correcta y por eso hago mi contribución aquí y ahora."

Investigación en gran escala

"En los centenares de instituciones de investigación que se han establecido a lo largo y ancho del país, se ha venido llevando a cabo la investigación sistemática de los remedios y recetas que se han coleccionado. La colección, compilación y estudio de libros antiguos constituye parte de esta investigación. Conjuntamente con la Biblioteca de Pekín, y con 61 grandes bibliotecas de diversas regiones de China, el Instituto de Medicina Tradicional China de Pekín ha compilado y puesto a disposición de los médicos de toda la nación, una relación comprensiva de los libros médicos chinos de la colección. Se han publicado nuevas ediciones de los principales clásicos de la medicina china, de los libros médicos más raros, y también se están editando nuevas obras para los estudiantes de medicina. En los diez años comprendidos entre la liberación y agosto de 1959, por ejemplo, la editorial Salud Popular, de Pekín, publicó más de doscientas obras médicas, con tirada de más de seis millones de ejemplares. Cosas como éstas eran absolutamente desconocidas en el pasado.

"La medicina china, que anteriormente no tuvo lugar en los grandes hospitales, se practica ahora en departamentos especiales de las principales instituciones médicas, mientras que centenares de nuevos hospitales han sido construidos especialmente para el tratamiento de enfermos de acuerdo con los métodos tradicionales chinos.

"Los profesionales de la medicina tradicional china de hoy disfrutan del respeto de todo el pueblo. Un gran número de ellos han sido electos como diputados al Congreso Nacional del Pueblo o como miembros de la Conferencia Política Consultiva del Pueblo Chino. Otros ostentan importantes posiciones en las instituciones de salud pública o en los hospitales.

"Esta política de utilización de conocimientos almacenados a través de los siglos, al propio tiempo que las de las más modernas técnicas científicas, ha enriquecido notablemente el desarrollo general de la ciencia médica en China. Con las antiguas conquistas junto a las nuevas, la ciencia médica china se ha establecido sólidamente para proveer, con mayor incremento cada día, el mejor servicio médico para la nación."

Nosotros agregamos: la medicina china es un valioso aporte a la medicina general. Hay que conocerla y estudiarla.

Con respecto al problema de los remedios tradicionales chinos será motivo de otra publicación.

II.
DESARROLLO DE LA A Y M EN JAPON

La Acupuntura se desarrolló desde muy antiguo en Japón, y se remonta, al parecer, a la edad neolítica.

Posiblemente fue introducida de China y hacia el año 552 la influencia Budista se expande junto con la influencia China en general.

En el 701 se establece una escuela médica japonesa.

La primera obra médica, *Ishin Po*, fue compuesta por Yasuyori Tamba.

El contenido de este libro proviene de colecciones chinas hechas bajo las dinastías Suei y T'ang.

Hacia 1570 las teorías médicas se alejan del budismo y Dosan Manase reemplaza esta religión por la filosofía confuciana.

Por el año 1600 aparecen las agujas de oro y plata en el Japón mientras que anteriormente se usaban solamente agujas de hierro.

A fin de punzar sin dolor, Wai-ichi Sugiyama inventó el método del tubo para insertar la aguja. Se trata de un cañito que permite pasar una aguja fina sin que se doble y que permite que entre con mayor facilidad y prácticamente sin dolor.

Este método puede usarse en las personas más sensibles. En Japón lo usan la mayoría de Acupuntores.

Durante este tiempo, la medicina oriental prosperó y se fundaron varias escuelas. Durante más de cien años su filosofía fue dominada por el método tonificante.

Después de la época feudal, el sistema In-Yo Goyo (*Inn* y *Yang* y cinco elementos) fue abandonado y se lo reemplazó por el sistema de la dispersión (sedación), llamado Koho-ha.

Konzan Goto preconiza la utilización sucesiva de numerosas moxas, y Shukei Suganuma recomienda la abolición de los meridianos.

En 1811 la introducción de la medicina holandesa tiene por efecto la declinación progresiva de la medicina oriental, a la cual Sotetsu Ishizaka le da un rudo golpe mofándose de los puntos y meridianos.

En 1874 la medicina alemana es introducida en el Japón después de la restauración Meiji. El Gobierno solo reconoce la medicina occidental, dejando la práctica de la A y M a la iniciativa privada.

En 1911 la A y M son restablecidas en su derechos y se asiste al resurgimiento de la misma y al incremento de la investigación científica.

Las investigaciones efectuadas por Kinnosuke Miura lo llevan a descubrir que la A y M pueden activar la circulación de la sangre. Por su parte Michio Goto aporta investigaciones sobre la coincidencia de ciertas zonas de Head con los puntos de los meridianos.

Bajo la influencia de la medicina occidental, se realizan, sobre todo en 1925 en adelante, múltiples investigaciones en animales. Shingo Yamamoto, Bunryu Tatsui y Ryosai Yamazaki practican la Acupuntura según el nombre de las enfermedades e ignoran la existencia de los meridianos. No obstante esto, sin embargo, en el aspecto experimental, se hacen avances muy interesantes.

Damos a continuación un resumen de los principales resultados obtenidos de las investigaciones:

Aumento del número de leucocitos y eritrocitos (Seikoku Aochi, Shimetaro Hara, Joichi Nagatoya, Hideji Fujii y Bunjiro Mizuno).

Elevación de los anticuerpos y complementos (Seikoku Aochi y Kaoru Takieda).

Modificaciones en la sangre y en los huesos hacia la alcalinidad (Hisashi Kurozumi y Shigemoto Mizuno).

Intensificación de la peristáltica intestinal (Michio Goto).

Aceleración de las funciones hepáticas (Kazuo Komai), etcétera.

Masaru Osawa sostiene que las toxinas liberadas por la quemadura o el pinchazo producen estas modificaciones.

Hacia 1940 y posteriormente Hidezurumaru Ishikawa realiza múltiples experiencias en animales que tienden a demostrar la influencia de la acción de la A y M a través del sistema nervioso neurovegetativo.

Por esa época Sodo Okabe y Shinichiro Takeyama preconizan la revaluación de los meridianos o chings, que habían sido olvidados durante largo tiempo y proponen el tratamiento por los meridianos.

Terminada la segunda guerra, después de la reorganización del aparato gubernamental se introduce el estudio de la A y M en la enseñanza. A raíz de esto su Estatus mejoró.

Hacia 1950 Tachio Ishikawa estudia experimentalmente la teoría según la cual la A y M actúan por un *mecanismo neuroquímico*.

Kichinosuke Tadai, Shigetoshi Noda y Kunihiko Fukui hacen lo mismo con respecto a la *hormona adrenocorticotrópica*.

Bunjiro Terada prueba al mismo tiempo que el *efecto antialérgico, antihistamínico y anticolinérgico* de la A y M es debido a que aumenta la cantidad de aminoácidos libres.

Otras publicaciones ven igualmente el día: Yoshio Nagahama y Shoro Maruyama establecen que la picadura de una aguja emite una *onda única a lo largo de los chings*.

Yoshinari Minami, Yoshio Nakatami, Tachio Ishikawa y Katsuke Zerizawa prueban que la *resistencia disminuye alrededor de los puntos chinos*.

Rokuro Fujita escribe sobre la aparición de la *pápula*.

Por su parte, las investigaciones clínicas determinan que la A y M actúan sobre los *desórdenes hepáticos* (Hirohisa Yoneyama) y sobre las *hipertensiones* (Soji Kurashima y Yoshio Oshima), sobre las *lumbalgias y las ciáticas* (Haruto Kinoshita y Yoshio Oshima); el *Toshi* o sea, la punción sobre el seno carotídeo, sobre el *asma y los reumatismos* (Bunshi Shirota y Shiro Hosono), etcétera.

Hacia 1964 había en Japón 30.000 Acupuntores, la mayoría dedicados a la práctica privada. Sus métodos de tratamiento son variados y dependen de las enseñanzas que han recibido en sus clínicas respectivas y de su propia experiencia. La técnica y las escuelas por lo tanto varían mucho según los casos.

Existen diversas sociedades que agrupan a los Acupuntores.

El título de Acupuntor o de Moxibustor se obtiene después de una enseñanza profesional que dura tres años, que sigue a los estudios secundarios: un examen gubernamental es el que sanciona esta cualidad. Alrededor de 2.500 personas reciben el diploma todos los años.

Las personas que en la actualidad se consagran a la medicina son de diferentes clases: doctores, dentistas, acupunturistas, moxibustores, masajistas y ortopedistas. Todos poseen un ideal común: el de aliviar o curar las enfermedades y contribuir al bienestar social.

La investigación científica se hace con los doctores en medicina ya que es necesario establecer relaciones entre la A y M de una parte y la farmacoterapia por otra, así como con los diversos métodos de tratamiento.

Los Acupuntores japoneses apoyan la idea de celebrar un Congreso Mundial de Acupuntura en Buenos Aires para 1976.

III.

EL CUARTO SISTEMA

ESTUDIO SOBRE LA BASE ANATOMOFISIOLOGICA DE LA ACUPUNTURA

I. BRATU, A. GEORGESCU, C. IONESCU, C. TOMA Y D. MARIN (de Rumania)

(Extraído de la Revista Argentina de Acupuntura, pág. 2, n° 5.)

EL 30 DE NOVIEMBRE de 1963, en Pyongyang, en ocasión de una reunión en la que participaron varios profesores, médicos, biólogos, investigadores científicos, el profesor Kim Bong Ham presentó los últimos éxitos obtenidos por el grupo de investigaciones Kyungrak desde 1961 hasta el presente.

En agosto de 1961, el profesor Kim Bong Han expuso los primeros datos referentes al descubrimiento de un sistema morfológico-funcional nuevo e independiente, denominado "El Sistema Kyungrak", substrato material de los meridianos de la Acupuntura china.

Desde entonces los estudios del profesor Kim Bong Han y de sus colaboradores han sido profundizados, especialmente en lo que atañe a las investigaciones de la forma de existencia del sistema Kyungrak, ya sea como sistema específico y nuevo de conexión del organismo, como así también en la captación del mecanismo que regula los procesos bioquímicos del sistema Kyungrak.

I) ESTUDIO MORFOLOGICO DEL SISTEMA KYUNGRAK

El descubrimiento del sistema Kyungrak como un nuevo sistema anatomohistológico distinto de los vasos sanguíneos y del sistema nervioso ha exigido la aplicación de métodos de investigación variados, teniendo por finalidad la elucidación morfológica de dicho sistema.

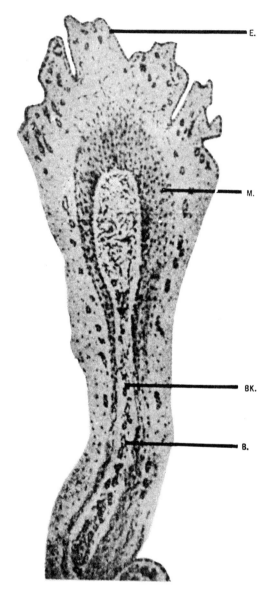

Fig. 14. — Corpúsculo de Bonghan de la piel humana. *E.*, epidermis; *M.*, musculatura lisa; *BK.*, conducto de Bonghan; *B.*, vaso sanguíneo.

El resultado demostró el descubrimiento de una cantidad de estructuras novedosas, desconocidas hasta entonces.

A) El corpúsculo de Bonghan. Observaciones anatomohistológicas

Los corpúsculos de Bonghan son formaciones ovulares, totalmente integradas en el sistema Kyungrak, localizadas tanto en la piel como en profundidad, dentro del organismo, hecho que permite su clasificación en corpúsculos de Bonghan superficiales y corpúsculos de Bonghan profundos.

El corpúsculo de Bonghan situado a nivel reticular de la piel, en el punto Kyunghul (puntos utilizados en la Acupuntura), es un cuerpo ovular, más brillante que los tejidos que lo rodean, de color amarillo pálido, cuyo diámetro largo es de 1-3 mm y el corto de 0,5-1 mm, estando su eje mayor en posición vertical con relación a la superficie de la piel. La base del corpúsculo de Bonghan está conectada a un manojo de vasos sanguíneos y tubos de Bonghan. Al disecárselo, se des-

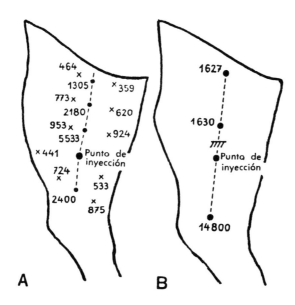

Fig. 15. — Difusión del fósforo radioactivo inyectado en un corpúsculo de Bonghan. Los números corresponden al número de impulsos por minuto. • Corpúsculo de Bonghan; x, Tejido fuera del corpúsculo de Bonghan.

prende de él un líquido semitransparente, semifluido y viscoso, llamado "licor de Bonghan".

Desde el punto de vista histológico, el corpúsculo de Bonghan superficial está constituido por una capa exterior de músculos lisos y una sustancia interna formada por elementos celulares especiales, tejido conjuntivo (especialmente fibras argentófilas) y numerosas redes de capilares. A nivel de la capa exterior de los músculos lisos, se distingue una zona periférica externa, tenue, que circunda el corpúsculo de Bonghan, estando al mismo tiempo ligeramente unida al tejido conjuntivo que la rodea, y una zona interna, longitudinal, más compacta, cuyas fibras siguen paralelamente el eje mayor del corpúsculo.

Entre los elementos celulares de la sustancia interna podemos distinguir células cromafinas, redondas u ovaladas de 15-25 micrones de diámetro, estructuras de forma folicular en número de 143 por corpúsculo de Bonghan, constituidas por células epiteliales características teniendo en su alrededor otras células de forma similar a la de los músculos lisos.

Los corpúsculos de Bonghan profundos se encuentran situados en profundidad en los tejidos subcutáneos, circundando los vasos sanguíneos y linfáticos y los órganos internos, estando conectados a los corpúsculos de Bonghan superficiales y a los órganos internos por medio de los tubos de Bonghan. El corpúsculo de Bonghan profundo es de forma ovular (en forma de pepino), con un diámetro largo de 3-7 mm, y uno corto de 0,5-1 mm, estando ambas extremidades conectadas a tubos de Bonghan, y rodeado por una densa red de capilares.

Desde el punto de vista histológico, está ausente la capa externa de músculos lisos del corpúsculo de Bonghan superficial, estando constituido por células de distintas formas y tamaños, dispuestas en cierto orden, teniendo además, un grupo de formaciones basófilas: las células cromafinas.

B) El tubo de Bonghan. Observaciones anatomohistológicas

El tubo de Bonghan es una estructura tubular conectada al corpúsculo de Bonghan y, observado en solución fresca o en el ser viviente, aparece como un compuesto semitransparente, un poco amarillento, filiforme, rodeado de tejido conjuntivo.

Los tubos de Bonghan situados superficialmente conectan los corpúsculos de Bonghan superficiales y están diseminados por todo el cuerpo mediante un sistema bien definido, localizado en el dermis; razón por la cual se los denomina: tubos de Bonghan superficiales.

Pero estos tubos se encuentran también en la profundidad, generalmente a lo largo de los vasos en todo el organismo, y ramificándose en todos los órganos internos, inclusive el cerebro. De tal manera, el tubo de Bonghan superficial, que parte de un corpúsculo de Bonghan superficial acompañando a un vaso sanguíneo, atraviesa la piel y la capa muscular, hundiéndose en la profundidad del organismo donde, uniéndose al tubo de Bonghan profundo o al corpúsculo de Bonghan profundo, se ramifica hacia los órganos de enlace, siguiendo generalmente el trayecto del vaso sanguíneo. Además de estos tubos de Bonghan superficiales y profundos que corren fuera de los vasos, se ha descubierto una estructura nueva, intravascular, que demostró ser idéntica, en cuanto a forma y estructura, al tubo de Bonghan extravascular. Dicha estructura existe en las arterias, venas, corazón, vasos linfáticos, sin adherir a las paredes del vaso, y ha sido llamada tubo de Bonghan intravascular o tubo de Pac Dieng Sic-Bonghan.

Estos tubos de Bonghan intravasculares que se encuentran en el interior de los vasos, se ramifican hacia el cerebro u otros órganos internos en el punto de divergencia del vaso, manteniendo en contacto recíproco a los corpúsculos de Bonghan superficiales y profundos así como a los órganos internos correspondientes.

Desde el punto de vista histológico se ha establecido que los tubos de Bonghan intra y extravasculares tienen la misma estructura, poseyendo características totalmente distintas de la estructura histológica del vaso sanguíneo, de los nervios y de los vasos linfáticos, conocidos hasta el presente.

Cada tubo de Bonghan está formado por unos cuantos manojos de tubos minúsculos, de un diámetro de 10-50 micrones. Por el tubo de Bonghan corre un líquido semifluido y viscoso de color amarillento. De donde resulta, de acuerdo con lo expuesto más arriba, que el sistema Kyungrak es un sistema anatómico e histológico nuevo, independiente del sistema vascular y nervioso, teniendo como principales componentes el corpúsculo y el tubo de Bonghan.

Por el tubo corre el licor de Bonghan —formado en el corpúsculo de Bonghan— que se distribuye por todas las células y tejidos durante el transcurso de su circulación en el organismo. La circulación del licor de Bonghan se mantiene gracias a la importante función desempeñada por la capa externa de músculos lisos del corpúsculo, que arroja en los tubos la secreción formada en los corpúsculos. En el caso de los tubos de Bonghan intravasculares, la circulación del licor de Bonghan se mantiene por las contracciones cardíacas.

II) ESTUDIO FISIOLOGICO Y EXPERIMENTAL DEL SISTEMA KYUNGRAK

A) Estudio de la circulación del licor de Bonghan

Para estudiar el funcionamiento de la circulación en el sistema Kyungrak se ha empleado el método de los iones marcados, y más exactamente, el método de determinación de la radioactividad y de la radioautografía.

a) Método de determinación de la radioactividad.

Para observar la circulación del licor de Bonghan en los tubos de Bonghan superficiales, se inyectó fósforo 32 en el corpúsculo de Bonghan situado en la epidermis de la cara interna del muslo y la pared abdominal de un conejo. Pasado cierto tiempo (30 minutos-6 horas), se extrae un trozo de piel conteniendo tubo y corpúsculo de Bonghan inyectado con fósforo 32, determinando su radioactividad. El resultado demostró que la radioactividad del tejido situado sobre el tubo de Bonghan conteniendo el corpúsculo de Bonghan inyectado de fósforo 32 es, con mucho, más intensa que la del tejido que lo rodea; asimismo, los puntos presentando dicha radioactividad se encuentran sobre una línea más o menos recta.

La radioactividad es relativamente intensa también en la piel que rodea el sistema Kyungrak arriba mencionado, explicándose esto por el hecho de que luego de la inyección del fósforo 32 en el corpúsculo de Bonghan, parte de ese fósforo tiende a difundirse también en los tejidos vecinos. Cuando se inyecta el fósforo 32 en un vaso sanguíneo (la vena de la oreja), no se observa diferencia alguna de radioactividad entre los tejidos del sistema Kyungrak y los que lo rodean. De la misma manera, seccionando los tejidos entre los corpúsculos de Bonghan situados en la parte interna del muslo de un conejo e inyectando fósforo 32 en el corpúsculo de Bonghan situado en la parte distal de la sección, la radioactividad de ese corpúsculo de Bonghan es mucho mayor que la del corpúsculo de Bonghan situado en la parte proximal de dicha sección.

Esos resultados experimentales, demuestran la existencia del tubo de Bonghan, una estructura donde pueden circular ciertas sustancias entre los corpúsculos de Bonghan.

b) Método de la radioautografía.

Se ha aplicado el método de la radioautografía para confirmar además la existencia y la circulación del isótopo radioactivo en el corpúsculo de Bonghan y en el tubo de Bonghan. De tal manera, una foto tomada luego de inyectar el fósforo 32 en el corpúsculo de Bonghan, nos muestra ciertas manchas dispuestas en fila, cuya localización es diferente de la de los vasos sanguíneos, linfáticos y del trayecto de los nervios. La posición de esas manchas coincide con los puntos de gran radioactividad establecidos por el método de determinación de la radioactividad.

Para confirmar la coincidencia de posición de las manchas con la posición de los corpúsculos de Bonghan, se marcó la posición de algunos corpúsculos sobre un tubo de Bonghan, en el orden de su posición con ayuda de un microscopio. Se marcó luego con una solución colorante y se observó por radioautografía. Quedó así confirmado que las posiciones marcadas son idénticas a las manchas mostradas sobre el radioautograma.

Para aclarar el problema de la circulación del licor de Bonghan en el tubo de Bonghan intravascular, se determinó directamente la radioactividad del tubo de Bonghan extraído de la aorta descendente, 30 minutos después de inyectar fósforo 32 en el tubo de Bonghan de la vena de un órgano interno de la parte baja del abdomen, constatando una radioactividad aproximadamente 100 veces mayor que la radioactividad de la sangre de la aorta descendente, en ese momento.

Parece, pues, indudable —de acuerdo con las experiencias arriba citadas— que un radioisótopo inyectado en un corpúsculo de Bonghan, que está en conexión con un tubo de Bonghan superficial, se desplaza lentamente a lo largo de este tubo hacia el corpúsculo de Bonghan siguiente, situado sobre el mismo tubo. Los resultados de estas experiencias constituyen una prueba de la circulación del licor de Bonghan.

B) Estudio bioeléctrico del sistema Kyungrak

Se ha supuesto, dada la estructura morfológica del corpúsculo de Bonghan (que está formado por una capa de músculos lisos y de células secretorias) que el corpúsculo de Bonghan ejecuta una serie de movimientos, y produce una secreción, haciéndose sobre esa base un análisis electrofisiológico del proceso de excitación, tanto en condiciones fisiológicas como bajo la influencia de diversos estímulos.

a) Variaciones bioeléctricas en el corpúsculo de Bonghan.

Se corta un pequeño trozo de piel de un conejo y se deja en una cámara húmeda mantenida a la temperatura de 39° C.

Se introduce luego un electrodo directamente en un corpúsculo de Bonghan de ese trozo de piel y se registran sus variaciones bioeléctricas con la ayuda de un amplificador de baja frecuencia y de un dispositivo registrador electrónico. Se obtiene así una variación particular del potencial eléctrico en el corpúsculo de Bonghan. Esas variaciones en el corpúsculo de Bonghan aparecen mucho más lentamente que en los tejidos nerviosos y los músculos estriados, teniendo el aspecto de ondas, 3-7 variedades de potencial que forman un grupo de ondas que aparece periódicamente a intervalos de 15-30 segundos, pero que también puede aparecer en forma separada o continua.

Asimismo se constató que existen tres clases de variaciones de potencial eléctrico, llamadas respectivamente "A", "B" y "C" sobre el electrograma Kyungrak.

Esas variaciones de potencial eléctrico tienen lugar en proporciones diferentes, en función de las variaciones de los corpúsculos de Bonghan y del estado que precede a la inducción. Algunas de esas variaciones bioeléctricas duran un cierto lapso también en el corpúsculo de Bonghan separado del cuerpo de un conejo, por lo tanto sin contactos con su sistema nervioso central, si son mantenidas las condiciones favorables de temperatura y humedad. Todos estos resultados demuestran que en el corpúsculo de Bonghan existen variaciones eléctricas singulares, hasta hoy desconocidas.

b) Excitabilidad del corpúsculo de Bonghan y sus reacciones a diversos estímulos.

Se ha examinado la excitabilidad del corpúsculo de Bonghan con respecto a diversos estímulos, utilizando como índices las variaciones eléctricas que son los signos principales de la excitabilidad.

Para comprobar las variaciones biológicas del corpúsculo de Bonghan se aplican productos químicos que provocan la acción de contracción del músculo liso, por el hecho de que la capa superficial del corpúsculo de Bonghan está compuesta por músculos lisos.

Inmediatamente después de la aplicación de productos químicos (acetilcolina, pilocarpina, etcétera), la actividad bioeléctrica del corpúsculo de Bonghan disminuye para acrecentarse luego progresivamente. La frecuencia de las ondas A, B o C del electrograma Kyungrak es diferente de acuerdo con las sustancias utilizadas.

Teniendo en cuenta que los corpúsculos de Bonghan están conectados a ciertos órganos internos por los tubos de Bonghan, se han examinado las relaciones que existen entre los corpúsculos de Bonghan y la actividad de los órganos internos. De esta manera, la estimulación del colon de un conejo hace aparecer variaciones correspondientes sobre el electrograma del corpúsculo de Bonghan de la cara crural del mismo. A la inversa, el estímulo del corpúsculo de Bonghan con la ayuda de una aguja, determina la intensificación de los movimientos del colon.

Todos estos hechos demuestran que el corpúsculo de Bonghan es un tejido excitable que reacciona de modo distinto a diferentes estimulantes externos o internos, que está conectado a ciertos órganos internos y que las variaciones bioeléctricas que tienen lugar en el interior de dicho corpúsculo son el reflejo de procesos fisiológicos que se desarrollan en los órganos internos conectados con el mismo.

c) *Rasgos característicos de la conductibilidad en los sistemas Kyungrak*.

Conocer cómo se transmite el efecto de un estímulo dado a un corpúsculo de Bonghan (en el sistema Kyungrak), teniendo en cuenta que el corpúsculo de Bonghan está conectado a determinados órganos internos, y que el estímulo proporcionado a dicho corpúsculo provoca un cambio en el funcionamiento de los órganos internos conectados con el mismo, es un problema de gran importancia para el esclarecimiento de las funciones fisiológicas de ese sistema.

Las experiencias llevadas a cabo hasta el presente, han demostrado que el efecto de un estímulo proporcionado a un corpúsculo de Bonghan se transmite al corpúsculo de Bonghan siguiente, situado sobre el mismo tubo, a una velocidad de 3 mm por segundo.

III) ESTUDIO BIOQUIMICO E HISTOLOGICO DEL SISTEMA KYUNGRAK

Dentro del marco de este estudio, el primer problema que exige solución, es el establecimiento de la composición química de este tejido. Las observaciones histológicas han mostrado que el licor de Bonghan contiene gran cantidad de sustancias basófilas. El método de Feulger, otros métodos histoquímicos, así como el examen microscópico fluorescente, han indicado la presencia de ácidos nucleicos en los corpúsculos y tubos de Bonghan. El cálculo cuantitativo del ácido nucleico por el método espectrofotométrico, ha demostrado la presencia de grandes cantidades de ARN (330 mg/%) y especialmente ADN (2.000 mg/%) en el corpúsculo de Bonghan. El tubo de Bonghan contiene 2.300 mg/% de ADN y 1.600 mg/% de ARN. Para una estimación más justa de estas cifras, conviene compararlo con el contenido en ácidos nucleicos de otros órganos; hígado: 153 mg/%; bazo: 700 mg/%; riñones: 119 mg/%; sangre: 35 mg/%. El ARN y el ADN se encuentran en el licor de Bonghan y circulan por el tubo de Bonghan. Su existencia en este licor constituye un hecho insólito, no descrito hasta el presente, y (conviene recordarlo) fuera de toda estructura citoplasmática y nuclear.

Conclusiones

El sistema Kyungrak descrito por el profesor Kim Bong Han, es un sistema nuevo, independiente desde el punto de vista funcional y morfológico. Está compuesto de corpúsculos y tubos de Bonghan que se conectan entre sí. A su vez los corpúsculos de Bonghan están conectados a los órganos internos y su actividad bioeléctrica es un reflejo de los procesos que se desarrollan en esos órganos.

Los corpúsculos de Bonghan y el licor de Bonghan que circula por los tubos de Bonghan contienen la mayor cantidad de ARN y ADN del organismo.

Se estima que la acción del sistema Kyungrak está estrechamente ligada a los ácidos nucleicos, hecho que impone para el futuro un conocimiento aún más profundo de las funciones y del metabolismo de esos ácidos.

Séptima parte
ESTUDIO TOPOGRAFICO
DE LOS 148 PUNTOS FUNDAMENTALES
(ver las láminas del ATLAS Descriptivo-Topográfico)

SIGUIENDO la monografía de Ju Liañ *Nuevo estudio de la Acupuntura y Moxibustión*, Pekín 1954 (Editorial de la Dirección de Sanidad Popular China), estudiaremos los puntos fundamentales desde el punto de vista topográfico, con algunas modificaciones *.

Todos los puntos descriptos *se punzan*, salvo indicación en contrario, y se recomienda la *duración* de las *moxas* **.

ZONA DE LA CABEZA Y CUELLO

Línea media

1) *Chang Shing* (23 V.G.).
Parte media de la cabeza a un tsun (una pulgada) detrás de la raíz del cabello.
Profundidad de punción: Hasta el hueso.
Moxibustión: No se hace.
Indicaciones: Cefalalgias especialmente por sinusitis frontal, epistasis, vértigos, conjuntivitis, pólipos de la nariz, rinitis, fiebre intermitente, dacriocistitis.
Puntos asociados: Los puntos 21 al 24 V.G., pueden asociarse pues tienen sintomatología parecida. Todos actúan sobre la congestión y velo ocular.

---

* Un buen *complemento y consulta para todos los puntos chinos* es el libro del Dr. David J. Sussman, *Acupuntura*, Buenos Aires, 1968. Aquí insistimos en la localización por regiones de 148 puntos, los más fundamentales para la práctica.
** La tendencia actual, en cuanto a la profundidad de la punción, es llegar lo más profundamente posible, salvo en las regiones donde haya vasos u otros órganos delicados. En la cabeza no se hacen moxas, en general.

2) *Tsïan Ting* (21 V.G.).

A una pulgada y media del 20 V.G.
Profundidad: Hasta el hueso.
Mx.: No se hace.
Indicaciones: Cefaleas por anemia cerebral, hemorragia cerebral, congestión de la cara, pólipos de la nariz, tortícolis, sinusitis, exceso de sueño.

3) *Pai Huei* (20 V.G.).

Sobre la línea media del cráneo, sobre el lambda. Se localiza fácil, uniendo por encima del cráneo la línea que pasa por ambos pabellones auriculares.
Profundidad: Hasta el hueso.
Mx.: No se hace.
Indicaciones: Hemorragia cerebral, desmayos, vértigos, anemia cerebral, neurastenia, epilepsia, dolencias psíquicas, cefaleas, hemorroides, hemiplejía y afasia, tartamudez, prolapso rectal.
Es el punto de reunión de todos los meridianos *Iang*.
Se puede asociar al 14 V.G.

4) *Heou Ting* (19 V.G.).

Se encuentra a una pulgada y media (hacia atrás y abajo) del anterior.
Profundidad: Hasta el hueso.
Mx.: No se hace.
Indicaciones: Cefaleas, vértigos, hemorragia y congestión cerebral, insomnio, psicosis, tortícolis. La cefalea que cursa con dolor de garganta y cuello, epilepsia.

Líneas laterales

5) *Ts'iu Ch'eu* (4 V.).

A 3 traveses de dedo delante de la sutura frontoparietal y a 2 traveses de dedo de la línea media del cráneo (3 tsun arriba del 2 V.).
Profundidad: Hasta el hueso.
Mx.: No se hace.
Indicaciones: Cefaleas, neuralgias y parálisis de la cara, problemas de la nariz y ojos (nariz tapada, epistasis, sinusitis, disminución de la visión por atrofia óptica, etc.).

6) *T'ong T'ian* (7 V.).

A nivel del 20 V.G. a un través y medio de dedo al costado.
Profundidad: Hasta el hueso.
Mx.: No se hace.

Indicaciones: Asma bronquial, bronquitis crónica, inflamaciones de la nariz, ruidos de oído, vértigos, cefaleas, atonía de los músculos de la boca, neuralgia del trigémino.

En la línea lateral paralela de V.B. que pasa por el medio de la pupila y se dirige hacia atrás están los puntos 15, 16, 17, 18 V.B., de acción parecida a V. y 7 V. El 15 V.B. se usa además en el exceso de lágrimas.

ZONA DE LOS OJOS (PUNTOS PERIORBITARIOS)

7) *Tsin Ming* (1 V.).

A 4 mm por dentro del párpado superior y arriba del ángulo interno del ojo.
Acupuntura de 2,5 cm de profundidad hacia el fondo de la órbita.
Mx.: No se hace.

Indicaciones: Enfermedades oculares, conjuntivitis, queratitis, iritis, prurito ocular, glaucoma con alteración del campo visual, para mejorar la nutrición del ojo (mejora el campo visual), hemeralopía, retinopatía pigmentaria, atrofia del nervio óptico.

Puntos asociados: En las enfermedades de los ojos: 2 V., 1 V.B., 14 V.B., 4 I.G., 37 V.B.

8) *Ts'uan Chu* (2 V.).

Por arriba del punto anterior en la zona de la escotadura supraorbitaria.
Mx.: No se hace.

Indicaciones: Enfermedades oculares, vértigos, cefaleas, algias por zona oftálmica.

Puntos asociados: 10 I.G. en Herpes Zona.

9) *Iang Pai* (14 V.B.).

En la frente, sobre la vertical que pasa por la mitad de la pupila a un través de dedo encima de la ceja.
Mx.: 1 minuto.

Indicaciones: Enfermedades de los ojos, hemeralopía, glaucoma, neuralgias de trigémino y parálisis facial.

10) *Sze Tchu Kong* (23 T.F.).

Parte hundida de la terminación de la ceja.

Mx.: No más de 2 minutos.

Indicaciones: Conjuntivitis, glaucoma, cefaleas, parálisis facial y convulsiones en los niños.

11) *T'ong-Tse-Tsiao* (tiene otro nombre *Tong Tseu Liao*) (1 V.B.).

Media pulgada fuera del ángulo externo del ojo, sobre el borde superior de la apófisis cigomática.

Mx.: 2 minutos.

Indicaciones: Conjuntivitis, queratitis, ceguera nocturna, atrofia óptica, neuralgia del trigémino, parálisis facial, cefaleas.

12) *Se-Pae* (5 E.).

En la vertical de la pupila, debajo del reborde orbitario inferior, a unos 8 mm.

Mx.: 2 minutos.

Indicaciones: Glaucoma, neuralgia maxilar o trigeminal, parálisis facial, sinusitis maxilar, cefalea.

13) *Iung Kan* (punto extrameridiano).

Se encuentra en la mitad de la distancia entre los límites internos de ambas cejas.

Mx.: No se hace.

Indicaciones: Cefaleas, vértigos, vómitos y sinusitis frontal.

ZONA DEL OIDO (PUNTOS PERIAURICULARES)

14) *Tin Konn* o (*Ting Kong*) (19 I.D.).

Se encuentra delante de la escotadura que se ve entre el trago y el lóbulo de la oreja, debajo del cóndilo del maxilar (por error algunos autores lo sitúan en el medio del lóbulo de la oreja).

Mx.: No se hace.

Indicaciones: Enfermedades del oído y sordera. Dolores de muela.

15) *Ting-Hoé* (2 V.B.).

Delante del lóbulo de la oreja, bajo el cóndilo del maxilar inferior.

Mx.: 5 minutos.

Indicaciones: Enfermedades del oído y del ojo, odontalgia.

16) *El-Meng* (21 T.F.).

Se encuentra entre el borde superior del trago y el hélix, inmediatamente delante.

Mx.: No se hace.

Indicaciones: Enfermedades del oído, dolores de muela, neuralgia facial.

17) *I-Fong* (17 T.F.).

En el cuello por debajo del borde inferior del lóbulo de la oreja, delante de la punta de la mastoide.

Mx.: 5 minutos.

Indicaciones: Enfermedades del oído, neuralgias del trigémino, neuritis facial, ruido en los oídos, parotiditis.

ZONA DE LA BOCA Y NARIZ (PUNTOS PERIBUCALES)

18) *Ing-Tsiang* (20 I.G.).

En la parte terminal del surco nasogeniano, parte superior.

Mx.: No se hace.

Indicaciones: Coriza y otras enfermedades de la nariz, disnea, prurito nervioso de la piel de la cara.

19) *Chuei-Keu* (26 V.G.).

Se encuentra en la foseta del labio superior, en el tercio superior del surco nasolabial.

Mx.: 2 minutos de duración.

Indicaciones: Hemorragia cerebral, pérdida del conocimiento, epilepsia, parálisis facial, espasmo facial, neuralgia del trigémino, corea, espasmo o atonía de los músculos de la boca y de los ojos, diabetes.

Es un punto especial de reanimación.

20) *Ho Tsiao* (19 I.G.).

Igual que el 26 V.G. pero media pulgada hacia afuera.

Mx.: 3 minutos.

Indicaciones: Enfermedades de la nariz, neuralgia del trigémino, parálisis facial.

21) *Tsui Tsiao* (6 E.).

Debajo del 5 E., en la intersección de la línea vertical que pasa por la pupila con una horizontal a la altura del 26 V.G.

Mx.: 2 minutos.

Indicaciones: Neuralgia de la segunda rama del trigémino, queratitis, dolor del maxilar superior y dientes.

22) *Ti Ts'ang* (7 E.).

En el ángulo externo de la boca, algo por fuera de la comisura.

Mx.: 5 minutos.

Indicaciones: Neuralgias de la segunda rama del trigémino, parálisis facial, mudez, tics del párpado.

23) *Tch'eng-Tsiang* (24 V.C.).

Se encuentra en el mentón en la parte del labio inferior, en una foseta.

Mx.: 3 minutos.

Indicaciones: Hemorragia cerebral, parálisis facial, epilepsia, edema facial, dolor de muelas, diabetes.

ZONA DE LA MEJILLA Y ZONA TEMPORAL

24) *Hoann-Ian* (4 V.B.).

Se encuentra un través de dedo hacia fuera y abajo del límite de la ceja.

Mx.: No se hace.

Indicaciones: Cefalea, enfermedades oculares, parálisis de los músculos oculares, glaucoma.

25) *Tsia Koang* (2 E.).

Delante de la oreja, bajo la arcada cigomática, delante del cóndilo del maxilar superior y del hueco que se colma al abrir la boca.

Mx.: 2 minutos.

Indicaciones: Dolor de muelas, parálisis del 7º par, sordera, neuralgia del trigémino.

26) *Tsia-Tch'e* (3 E.).

En el ángulo del maxilar inferior entre las inserciones del masetero.

Mx.: 3 minutos.

Indicaciones: Dolores del maxilar inferior, odontalgias, neuralgias de la 3ª rama del trigémino, parálisis facial, sialorrea, hemiplejía.

27) *Ta-Ing* (8 E.).

En el borde del maxilar inferior, una pulgada delante del anterior (debajo y profundamente pasa la carótida).

Mx.: No se hace.

Indicaciones: Dolor de muelas, neuralgia de la 3ª rama del trigémino, parálisis facial y parotiditis.

ZONA DEL CUELLO Y OCCIPITAL

28) *Tiann-Tu* (22 V.C.).

Por encima del esternón, en la parte hundida en la línea media. Dirigir la aguja hacia atrás y abajo, 3 mm.

Mx.: 5 minutos.

Indicaciones: Enfermedades de la garganta, de los órganos respiratorios y de la lengua, faringitis, laringitis, disnea, espasmos de la glotis y del esófago.

29) *Fong Fu* (16 V.G.).

En la línea media posterior a la altura de la base de la horizontal que pasa por la mastoides (en la parte hundida debajo del tubérculo occipital, a un través de dedo arriba del límite inferior de las raíces de los cabellos).

Mx.: 3 minutos.

Indicaciones: Dolor de cabeza y región del cuello, enfermedades psíquicas, gripe, malaria, algias y enfermedades circulatorias de las manos.

30) *Fon Chi* (20 V.B.).

Un tsun al costado del 16 V.G. (un poco más de 22 mm).

Mx.: 10 a 20 minutos.

Indicaciones: Cefalalgias, enfermedades oculares, oídos, garganta, nariz, neurastenia, distonía del simpático y parasimpático.

31) *Ia Men* (15 V.G.).

Un tsun debajo del *Fen Fu* (16 V.G.) sobre la línea media del cuello, a nivel del límite posteroinferior de las raíces de los cabellos.
Mx.: No se hace.
Indicaciones: Cefaleas, dolores del cuello, mudez (extraordinaria acción). Para la tartamudez y mudez debe hacerse la aguja profunda a 3 ½ cm (ver págs. 121 y 122).

32) *Tian Chu* (10 V.).

A la distancia de 1 tsun (unos 14 mm del punto *Fon Chi* [20 V.B.]).
Mx.: 5 a 15 minutos.
Indicaciones: Dolor de cabeza, dolor de la región del cuello, neurastenia, debilidad del olfato, depresión nerviosa, distonía neurovegetativa.

33) *Tsiu Che* (10 V.Bis.).

A 1 ½ tsun por debajo del punto *Tian Chu* (10 V.) que corresponde al punto lateral de la rama horizontal de la 4ª vértebra cervical.
Mx.: 15 minutos.
Indicaciones: Cefalalgia, neuralgia de las ramas del plexo del cuello, parálisis de los músculos del cuello, glaucoma, trastornos del simpático.

REGION DE LA ESPALDA

34) *Tsian-Iui* (15 I.G.).

Se encuentra entre el acromion y la cabeza del húmero, en el hundimiento que se forma cuando se levanta el brazo hacia arriba.
Mx.: 20 minutos.
Indicaciones: Reuma, artritis del hombro, plexitis del cuello y humeral.

35) *T'ian Ting* (17 I.G.).

Se encuentra en la mitad de la línea que se traza entre la apófisis espinosa de la 7ª cervical y el punto 15 I.G. (detrás del esternocleidomastoideo).

Mx.: 10 a 20 minutos.

Indicaciones: Neuralgias y neuritis del cuello y humeral, neurastenia. Es un *punto especial* para las enfermedades de la garganta.

36) *Tsian-Tchong-Iu* (15 I.D.).

Se encuentra a nivel de la apófisis espinosa de la 7ª cervical, a la distancia de 2 tsun (o un poco más) de esta última. Aquí se encuentra (se cruzan) según *de la Fuye* T.F., I.D. y V.B.

Mx.: 10 a 20 minutos.

Indicaciones: Asma bronquial, disnea, tos, hemoptisis, dolor en la región de los músculos del hombro y del cuello, debilitamiento de la vista, náuseas, diarreas, dolor de la nuca, reumatismos.

37) *Tsian Oae Iui* (14 I.D.).

A 1 tsun afuera y debajo del anterior.

Mx.: 10 a 12 minutos.

Indicaciones: Neuralgias y parálisis del plexo humeral, reuma o artritis de la articulación del hombro, pleuritis.

Línea media de la espalda

38) *Ta Chui* (14 V.G.).

Se encuentra entre la apófisis de la 7ª cervical y 1ª dorsal.

Punto de reunión de todos los *Chings Iang*. Astenia. Depresión nerviosa. Agotamiento, acción sobre tiroides, enfisema, vómitos, disentería, dolores de espalda, acción psicofísica.

39) *T'ao Tao* (13 V.G.).

Se encuentra entre las apófisis espinosas 1ª y 2ª dorsal.

Mx.: 10 minutos.

Indicaciones: Igual que el anterior.

40) *Ming-Men* (4 V.G.).

Se encuentra entre las apófisis espinosas de la 2ª y 3ª lumbar.

Mx.: 10 a 30 minutos.

Indicaciones: Cefalea, insomnio, ruidos de oídos (acúfenos), dolores lumbares, incontinencia de orina, enfermedades de los órganos sexuales, debilidad sexual.

41) *Iang-Koann* (3 V.G.).

Se encuentra entre las apófisis espinosas de la 4ª y 5ª lumbar.
Mx.: 10 a 20 minutos.
Indicaciones: Dolores lumbares y diarreas.

42) *Iao-Iui* (2 V.G.).

Entre las apófisis de la 5ª sacra y 1ª coxígea.
Mx.: 10 minutos.
Indicaciones: Dolores en la parte lumbar de la columna y hemorroides.

43) *Tch'an-Tsiang* (1 V.G.).

A la mitad de distancia entre la extremidad del coxis y el esfínter del recto.
Mx.: 10 minutos.
Indicaciones: Hemorroides, hemorragias intestinales, diarrea, epilepsia, enfermedades de los órganos sexuales y debilidad sexual.

Primera línea lateral de la espalda

Los puntos de esta línea están a medio tsun al costado de la línea media de la espalda.

44) *Ta-Tchu* (11 V.).

A la altura de una línea horizontal que pasa entre la 1ª y 2ª dorsal.
Mx.: 5 a 10 minutos.
Indicaciones: Asma bronquial, dolor de cabeza, vértigos, epilepsia, neuralgia, espasmos musculares del cuello.

45) *Fong-Menn* (12 V.).

Punto de reunión de los huesos.
A nivel medio de la 2ª y 3ª dorsal.
Mx.: 10 a 20 minutos.
Indicaciones: neuralgia de los nervios intercostales, enfermedades de los ojos, asma bronquial, ictericia y enfermedades del estómago.

46) *Fei Iu* (13 V.).

A nivel de la 3ª y 4ª dorsal.

Mx.: 10 a 20 minutos.

Indicaciones: Enfermedades inflamatorias del aparato respiratorio, ictericia, prurito de piel, vómitos, trastornos dispépticos y transpiración exagerada.

Punto correspondiente bronquial.

47) *Sin Iu* (15 V.).

Mitad entre la 5ª a 6ª dorsal.

Mx.: 10 minutos.

Enfermedades de corazón, dolores precordiales, de la faringe y esófago, hemorragias, angustia, vómitos, epilepsia, corea.

48) *Kan Iu* (18 V.).

A mitad entre la 9ª y 10ª dorsal.

Mx.: 10 minutos.

Indicaciones: Neuralgia intercostal, enfermedades oculares, asma bronquial, ictericia, enfermedades del estómago e hígado. Correspondiente de Hígado.

49) *Tan Iui* (19 V.).

A mitad entre la 10ª y 11ª dorsal.

Mx.: 10 a 20 minutos.

Indicaciones: Cefaleas, enfermedades de la vesícula biliar, vómitos, enfermedades hipertónicas, enfermedades pulmonares y pleuresía. Correspondiente de V.B.

50) *Oei Iu* (21 V.).

A mitad entre la 12ª dorsal y 1ª lumbar.

Mx.: 10 a 20 minutos.

Indicaciones: Atrofia del nervio ocular, enfermedades del estómago, hígado y dispepsias. Correspondiente de E.

51) *Tsann-Tsiao-Iu* (22 V.).

A mitad de distancia entre la 1ª y 2ª lumbar.

Mx.: 10 a 20 minutos.

Indicaciones: Neuralgia lumbar, radiculitis lumbar y sacra, vómitos, nefritis, colitis, incontinencia de orina, enfermedades de órganos sexuales. Correspondiente de T.F.

52) *Chenn-Iu* (23 V.).

A mitad de distancia entre la 2ª y 3ª lumbar.
Mx.: 10 a 20 minutos.

Indicaciones: Dolores lumbares, radiculitis, nefritis, nefrosis, enfermedades del hígado y vejiga, estómago, intestino, enfermedades ginecológicas. Correspondiente de R.

53) *Tsi-Hai-Iu* (24 V.).

A la mitad de distancia entre la 3ª y 4ª lumbar.
Mx.: 10 a 20 minutos.

Indicaciones: Dolor lumbar, de cintura, trastornos del intestino delgado, hemorroides.

54) *Ta-Tch'ang Iu* (25 V.).

A la mitad de distancia entre la 4ª y 5ª lumbar.
Mx.:10 a 30 minutos.

Indicaciones: Trastornos dispépticos, dolor lumbar, radiculitis, colitis, enteritis, enfermedades de vejiga, nefritis, hemorroides. Correspondiente de I.G.
Prostatitis.

55) *Siao Tch'ang-Iu* (27 V.).

A la mitad de distancia entre la 1ª y 2ª sacra.
Mx.: 10 a 20 minutos.

Indicaciones: Radiculitis lumbosacra, colitis, sigmoiditis, disentería, hemorroides, gonorrea y endometritis. Correspondiente de I.D.

56) *Pang-Koang-Iu* (28 V.).

A la mitad de la 2ª y 3ª apófisis transversas.
Mx.: 10 a 30 minutos.

Indicaciones: Dolores lumbares, enfermedades ginecológicas, enfermedades de la vejez, incontinencia de orina y disentería. Correspondiente de V.

Línea que se encuentra por dentro de la 1ª línea lateral de la espalda

A 0,5 tsun adentro de la 1ª línea, y a un tsun de la línea media.

57) *Chang-Tsiao* (31 V.).

A mitad de distancia de la 1ª y 2ª sacra en el 1er. agujero sacro posterior.

Adentro del 27 V.

Mx.: 10 a 20 minutos.

Indicaciones: Dolor en la región lumbar, radiculitis lumbosacra, vómitos, anuria, enfermedades de órganos sexuales, hemorroides, menopausia. Punto correspondiente a la Menopausia.

58) *Tsé-Tsiao* (32 V.).

Nivel medio de la 2ª y 3ª apófisis sacras adentro del punto 28 V.

Mx.: 10 a 20 minutos.

Indicaciones: Dolor lumbar, radiculitis, vómitos, anuria, enfermedades de órganos sexuales y hemorroides.

59) *Tchong-Tsiao* (33 V.).

A mitad de distancia entre la 3ª y 4ª apófisis transversa sacra.

Mx.: No se hace.

Indicaciones: Dolor en la región lumbar, radiculitis lumbosacra, vómitos, anuria, enfermedades de los órganos sexuales y hemorroides.

60) *Sia-Tsiao* (34 V.).

A la mitad de la 4ª y 5ª sacra.

Mx.: 10 a 30 minutos.

Indicaciones: Igual a la anterior.

Segunda línea lateral de la espalda

A tres tsun de la línea media.

61) *Kao Hoan* (38 V.).

A la mitad de distancia entre la 4ª y 5ª dorsal.

Mx.: 10 a 20 minutos.

Indicaciones: Dolores lumbares, neurastenia, debilitamiento, neumonía, bronquitis, asma bronquial, pleuresía, TB.C., vómitos. Y se utiliza también como un punto que aumenta la acción de cualquier otro en cualquier enfermedad crónica, antianémico (aumenta el número de los eritrocitos).

62) *Tche Che* (47 V.).

Se encuentra al nivel de la mitad de las apófisis 2ª y 3ª lumbar.

Mx.: 5 a 15 minutos.

Indicaciones: Trastornos dispépticos, vómitos, enfermedades de los órganos sexuales, colitis, enteritis, disentería.

REGION DE LA PARED TORACICA ANTERIOR

Línea media del pecho

63) *Suian Tsi* (20 V.C.).

Se encuentra en el centro del mango esternal. En la depresión a nivel de la primera costilla.

Mx.: 3 minutos.

Indicaciones: Angina de pecho, disnea, dolor de pecho, dolores esternales, estenosis y dolores del esófago.

64) *Tan Chong* (17 V.C.).

En el esternón a nivel de la inserción de la quinta costilla.

Mx.: 2 minutos.

Indicaciones: Tos, neuralgia intercostal, estrechez del esófago, angustia con palpitaciones. Punto de alarma *respiratorio* del Ching de T.F. Punto de la *aerofagia*.

Líneas laterales

65) *Iu Fu* (27 R.).

Por debajo de la clavícula a dos tsun del costado del punto *Suian Tsi* (63).

Mx.: 3 minutos.

Indicaciones: Disnea, dificultad respiratoria, asma bronquial, bronquitis, hipo y vómitos.

66) *Yu Kenn* (18 E.).

Entre la 5ª y 6ª cervical al lado del esternón a 4 tsun del centro.
Mx.: 3 minutos.

Indicaciones: Insuficiencia de la leche en la lactancia, tos, pleuresía, neuralgia, parálisis de los nervios intercostales, dolor del hombro.

REGION DE LA PARED ABDOMINAL ANTERIOR

Línea media del abdomen

67) *Chang-Koang* (13 V.C.).

Cinco tsun más arriba del borde superior del ombligo.
Mx.: 10 a 20 minutos.

Indicaciones: Pleuresía, enfermedades del estómago, colitis crónica, poliposis intestinales.

68) *Chong-Koang* (12 V.C.).

A 4 tsun más arriba del ombligo.
Mx.: 10 a 30 minutos.

Indicaciones: Inapetencia, trastornos dispépticos, gastritis aguda y crónica, dilatación aguda del estómago, enteritis y colitis.

69) *Sia-Koann* (10 V.C.).

A 2 tsun del ombligo.
Mx.: 10 a 30 minutos.

Indicaciones: Vómitos, gastritis, enteritis, colitis, anuria.

70) *Choi Fenn* (9 V.C.).

A 1 tsun por encima del ombligo (mucha prudencia en la punción).
Mx.: 5 a 10 minutos.

Indicaciones: Ascitis y edemas. Supuraciones crónicas, forunculosis.

71) *Chen Siué* (8 V.C.).

En el centro del ombligo.
No punzar ¡ojo!

Mx.: Después de llenar el ombligo con sal 5 a 10 minutos.

Indicaciones: Hemiplejías cerebrales, peristaltismo exagerado del intestino, hidropesia, disentería crónica.

72) *In-Tsiao* (7 V.C.).

A 1 tsun por debajo del reborde inferior del ombligo.

Mx.: 5 minutos.

Indicaciones: Enfermedades de los ojos, genitales. Punto de alarma sexual del meridiano de Triple Función. Todas las enfermedades nerviosas. Psicosis. Retención urinaria.

73) *Tsi-Hai* (6 V.C.).

A 1 ½tsun por debajo del ombligo.

Mx.: 10 minutos.

Indicaciones: Neurastenia, trastornos intestinales, colitis, enfermedades de la vejiga, eficiente en casos de incontinencia.

Insistimos en que es un punto probado en las *colitis*.

74) *Koang-Iuang* (4 V.C.).

A 3 tsun por debajo del ombligo.

Mx.: 10 minutos.

Indicaciones: Enterorragias, enterocolitis, nefritis, anuria y enfermedades de los órganos genitales. Punto de alarma del Ching de I.D.

75) *Tchong-Tsi* (3 V.C.).

A 4 tsun por debajo del ombligo.

Mx.: 10 minutos.

Indicaciones: Enfermedades urogenitales. Punto de alarma de V.

76) *Tsiu-Ku* (2 V.C.).

A 5 tsun por debajo del ombligo, corresponde al borde superior de la arteria pubiana.

Mx.: 10 minutos.

Indicaciones: Enfermedades urogenitales. Punto de reunión con el Ching del H.

Primera línea lateral de la pared abdominal anterior

Se encuentra a medio tsun al lado de la línea mediana abdominal.

77) *In-Tu* (19 R.).

A medio tsun al costado de la línea media a nivel del 12 V.C.

Mx.: 5 a 10 minutos.

Indicaciones: Disnea, pleuresía, vómitos, irritación del epiplón, ictericias, conjuntivitis, glaucoma.

Segunda línea lateral de la pared abdominal anterior

Se encuentra a 2 tsun al lado de la línea media.

78) *Ipang-Menn* (21 E.).

A nivel del 12 V.C., a 2 tsun al costado.

Mx.: 5 a 10 minutos.

Indicaciones: Enfermedades del estómago, gastritis aguda, dolor del estómago, inapetencia.

79) *Tian-Chu* (25 E.).

A nivel del ombligo, a 2 tsun al costado.

Mx.: 5 a 10 minutos.

Indicaciones: Gastritis crónica, enteritis, colitis, nefritis, enfermedades de señoras. *Punto de alarma* del I.G.

Punto especial para las diarreas crónicas.

80) *Kae Lae* (29 E.).

A nivel del *Tchong-Tsi* (3 V.C.), a 2 tsun al costado.

Mx.: 5 a 10 minutos.

Indicaciones: Enfermedades urogenitales.

Tercera línea lateral de la pared abdominal anterior

Se encuentra a la distancia de 4 tsun al costado de la línea media abdominal.

81) *Tsi-Menn* (14 H.).

A nivel del punto 68 *Chong-Koang* (12 V.C.). Corresponde al borde inferior de la inserción del cartílago de la 9ª costilla.

Mx.: No se hace.

Indicaciones: Tos, disnea, pleuresía, hipertensión y vómitos.

82) *Ta Hong* (15 B.P.).

A 4 tsun al costado del ombligo a 4 ½ traveses de dedo.
Mx.: 10 minutos.

Indicaciones: Gripe, espasmos musculares en los miembros, transpiración abundante, disentería crónica y constipación crónica.

Cuarta línea lateral de la pared abdominal anterior

83) *Chang-Menn* (13 H.), Heraldo de B.P.

Se encuentra delante de la extremidad libre de la 11ª costilla intercostal entre la 10ª y 12ª costilla.

Indicaciones: Vómitos, enfermedades intestinales, ictericia, enfermedades hipertónicas, epilepsia.

84) *Tsing-Menn* (25 V.B.), Heraldo renal.

Se encuentra en el vértice de la extremidad libre de la 12ª costilla.

Mx.: 5 minutos.

Indicaciones: Neuralgia de los músculos intercostales, vómitos, dolor intestinal, dolor lumbar, nefritis, enfermedades hipertónicas.

REGION DE LA EXTREMIDAD SUPERIOR

Línea palmo radial de la extremidad superior

85) *Chao-Chang* (11 P.).

A 3 mm del borde radial de la base de la mitad de la uña de la falange terminal del 1er. dedo de la mano.

Mx.: No se hace.

Indicaciones: Espasmos de los dedos, neurastenia, hemorragia cerebral, angina de pecho, estrechez del esófago, ictericia y transpiración exagerada.

86) *Iu-Tsi* (10 P.).

Se encuentra en el borde lateral del músculo extensor del palmar, en el límite entre la superficie palmar y el dorso de la mano.

Mx.: No se hace.

Indicaciones: Dolor de cabeza, mareos, angina, insomnio y transpiración exagerada.

87) *Tai-Iuann* (9 P.).

Se encuentra en el pliegue cutáneo radiocarpiano de la palma en la región de la arteria radio, al exterior del borde del tendón radial.

Mx.: No se hace.

Indicaciones: Insomnio, neuralgia intercostal, queratitis, antihemorrágico, enfermedades arteriales.

88) *Lie Tsiue* (7 P.).

El borde radial a la distancia de 1 a 1 ½ tsun del punto anterior.

Mx.: No se hace.

Indicaciones: Neuralgia del trigémino, parálisis facial, dolor de cabeza y muelas, disnea y parálisis de origen central.

Asma.

89) *Che-Tse* (5 P.).

En el borde externo del codo, en el borde externo del tendón del bíceps.

Mx.: No se hace.

Indicaciones: Corea, parálisis de las extremidades superiores e inferiores, sinusitis frontal, hemoptisis, T.B.C. pulmonar, incontinencia de orina de origen psíquico.

Asma.

Línea palmo cubital

90) *Chao Chong* (9 C.).

A 3 mm al costado, hacia el exterior del borde de la uña del lado radial del pequeño dedo.

Mx.: No se hace.

Indicaciones: Debilidad general después de enfermedades febriles, neuralgia intercostal, taquicardia paroxística, arritmias.

91) *Chen Menn* (7 C.).

A nivel del pliegue próximo a la arteria de la muñeca y en el borde radial del hueso ganchoso.

Mx.: 5 a 10 minutos.

Indicaciones: Insomnio con angustia, enfermedades cardiovasculares, dilatación del corazón, angina de pecho, inapetencia, psicosis.

92) *Tong Li* (5 C.).

Más proximal del punto anterior, cerca del borde superior del hueso ganchoso y más adentro.

Mx.: 3 ½ minutos.

Indicaciones: Cefaleas, neurosis, incontinencia nocturna en los niños, *asma* y *trac*.

93) *Ling Tao* (4 C.).

Cerca del borde radial del tendón del flexor de la mano, a la distancia de 1 ½ tsun por arriba de pliegue de la muñeca.

Mx.: 10 minutos.

Indicaciones: Parálisis del cubital, inflamación de la articulación del codo.

94) *Chao Hai* (3 C.).

En el pliegue de la articulación del codo, cerca del borde cubital del tendón del bíceps.

Mx.: 3 a 5 minutos.

Indicaciones: Cefaleas, mareos, linfoadenitis, neuralgia del trigémino, inflamación del plexo del cuello, pleuresía. T.B.C. pulmonar, insomnio, *angustia*, aumenta la energía.

Es el *punto psíquico*, del meridiano de Corazón.

Línea medio palmar del miembro superior

95) *Tchong-Tch'ong* (9 C.S.).

Extremidad del dedo medio a 3 mm por fuera del borde externo de la uña.

Mx.: No se hace.

Indicaciones: Pérdida del conocimiento, hemorragia cerebral, miocarditis, chuchos de frío, fiebre, falta de transpiración.

96) *Lao Kong* (8 C.S.).

Se encuentra en el centro de la superficie palmar.

Mx.: No se hace.

Indicaciones: Enfermedades hipertónicas, ictericia, sensibilidad exagerada de los dedos y angina de pecho.

97) *Ta Ling* (7 C.S.).

Se encuentra en la mitad del pliegue, por fuera de la muñeca.

Mx.: No se hace.

Indicaciones: Cefaleas, insomnio, angina de pecho, neuralgia intercostal, eczema, parálisis del nervio mediano.

Hipertensión arterial (sobre la Mx).

98) *Nei-Koang* (6 C.S.).

Antebrazo, 2 tsun arriba del anterior.

Mx.: 5 minutos.

Indicaciones: Dolores toráxicos, pleuresía, neumonía, endomiopericarditis, dolor del estómago, shock durante el parto, vómitos del embarazo, histeria, psicastenia. Transtornos circulatorios y sexuales.

Angina de pecho y erectismo sexual (asociar 5 H.).

99) *Tsian-She* (5 C.S.).

Se encuentra a 1 tsun del punto proximal Nei-Koan (a 3 tsun de Ta Ling).

Mx.: 5 minutos.

Indicaciones: Angina de pecho, corea, dolores de la región torácica, gastritis. Neurastenia, dismenorrea.

100) *T'si Menn* (4 C.S.).

A 5 tsun del punto proximal Da Lin.
Mx.: 5 minutos.

Indicaciones: Tos, hemorragias del estómago y trastornos psíquicos.

101) *Tsiu-T'se* (3 C.S.).

A mitad del pliegue del codo, parte interna del tendón del bíceps.
Mx.: 5 minutos.

Indicaciones: Neuralgias del plexo del hombro, miocarditis, vómitos y vómitos del embarazo.

Línea radio dorsal de la extremidad superior

102) *Chang-iang* (1 I.G.).

A 3 mm del borde externo de la uña del índice.
Mx.: No se hace.

Indicaciones: Pérdida del conocimiento, hemorragia cerebral, ruidos de oído, sordera, angina, ausencia de transpiración (casos de malária), fiebre, catarata, artritis de los dedos.

103) *Ho Ku* (4 I.G.).

Colocado del lado dorsal de la mano, en el ángulo entre el índice y el pulgar.
Mx.: 6 a 7 minutos.

Indicaciones: Dolor de cabeza y muelas, atrofia del nervio óptico, ruidos en oído, *angina*, respiración difícil, insomnio, transpiración abundante, neurastenia, neuralgia del trigémino, plexitis del plexo del hombro. Enfermedades de la retina (maculopatías), punto clave del coriza, neuralgia trigeminal, artritis de los dedos.

104) *Iang-Tsi* (5 I.G.)

Colocado en el lado radial del dorso de la mano, entre los tendones de los extensores del pulgar.

Mx.: 5 a 15 minutos.

Indicaciones: Cefaleas, reumatismo, hemiplejía.

105) *Oenn-Leu* (7 I.G.).

Colocado por encima del lado dorsal del radio, en la mitad de distancia entre el pliegue de la muñeca y el pliegue del codo.

Mx.: 5 minutos.

Indicaciones: Angina, inflamación de la boca, dolores en la región del antebrazo, inflamaciones de las parótidas.

106) *Cheú Sann-Li* (10 I.G.).

En el dorso del antebrazo, a 3 tsun más arriba que el punto anterior, orientarse por el Siou Chi (a 2 tsun más abajo).

Mx.: 3 a 5 minutos.

Indicaciones: Dolor de muelas, neuralgia del trigémino, parotiditis, neuralgia del plexo del hombro, parálisis del nervio facial, gripe, *herpes oftálmico*. Tiene una acción general tonificante. Tiene que ver con el hígado.

107) *Tsiu-tch'e* (11 I.G.).

Angulo del pliegue cutáneo externo del codo (al doblar).

Mx.: 5 a 10 minutos.

Indicaciones: Angina, anemia, neurastenia, neuralgias de los nervios del hombro y antebrazo, parálisis de la extremidad superior, gastritis, colitis, dolor en la enfermedad ulcerosa del estómago y duodeno, traumatismos del ojo, *oftalmia luminosa*. Para tonificar en general.

Línea dorsal cubital de la extremidad superior

108) *Heu-Ts'i* (3 I.D.).

En el dorso de la mano, en el punto de inserción de la línea del borde dorsointerno de la mano y la línea que se forma al doblar los dedos (cabeza del 5º metacarpiano).

Mx.: 3 minutos.

Indicaciones: Corea, temblor de pies y manos, angina, eczema, queratitis, neuralgia del plexo del cuello, espasmo de los músculos del hombro y antebrazo, amigdalitis, epilepsia, parálisis del cubital, espasmos de las manos, dolores dentarios del maxilar superior, diarrea, meteorismo.

109) *Iang Ku* (5 I.D.).

En la parte dorsal del antebrazo, en el punto de inserción de la línea de la articulación de la muñeca y del borde cubital.
Mx.: No se hace.

Indicaciones: Epífora, vómitos, queratitis, dolor de cabeza, neuritis del cubital, acúfenos, sordera, toracodínea, trastornos mentales, meningitis.

110) *Iang-Lao* (6 I.D.).

A 1 tsun más arriba del punto anterior.
Mx.: 3 minutos.

Indicaciones: Atrofia del nervio óptico, parálisis de los músculos del hombro y antebrazo, impotencia funcional, dolores del hombro y brazo.

110 bis) Punto *Lo* (7 I.D.), *Tche-tcheng*

A 5 traveses de dedo por encima del pliegue, flexión de la muñeca sobre el borde cubital.
Mx.: No se hace.

Indicaciones: Neurastenia, bulimia, psicosis, emotividad, inquietud, temor, dolores reumáticos de hombro y miembro superior, contractura del brazo, imposibilidad de flexionar el codo.

Línea dorso mediana de la extremidad superior

111) *Tchong-Tchu* (3 T.F.).

Profundidad del dorso de la mano entre las bases del 4º y 5º metacarpiano.
Mx.: No se hace.

Indicaciones: Punto *tonificante* de T.F. Sordera, vértigos, acúfenos, queratitis, catarata, dismenorrea, tos, disnea, hipertrofia de amígdalas, cansancio sexual.

112) *Iang Tche* (4 T.F.).

Mitad del dorso de la muñeca.

Mx.: No se hace.

Indicaciones: Excitación o debilidad nerviosa, tendencia a la lipotimia, amenorrea, trastornos de la motilidad y sensibilidad de la zona de la extremidad superior, fiebre (malaria), gastritis, diabetes.

113) *Oei-Koang* (5 T.F.).

Parte superior dorsal de 1/3 del antebrazo, 2 tsun más arriba del punto anterior.

Mx.: 3 a 5 minutos.

Indicaciones: Gripe, dolor de muelas, neuritis y neuralgias de los nervios de la extremidad superior, cefaleas congestivas por frío o humedad, artralgia generalizada, dolor en los 5 dedos, sordera, acúfenos, enfermedades de los ojos, gastritis, eczema, punto clave en las artritis.

114) *Tche Keu* (6 T.F.).

Un tsun más arriba del anterior.

Mx.: 3 minutos.

Indicaciones: Gripe, endocarditis, pleuritis, neuralgia de los nervios de la extremidad superior, constipación crónica, tics, corea, parkinson, esclerosis, prurito, eczema en placa.

115) *Sann Iang Lo* (*Lo* de los brazos) (8 T.F.).

A 1 tsun más arriba del punto anterior.

Mx.: 5 minutos.

Indicaciones: Sorderas, afonía, cansancio, dolor de muelas, parálisis de los músculos del hombro y brazo.

Afecciones oculares.

REGION DE LA EXTREMIDAD INFERIOR

Línea anteroexterna de la extremidad inferior

116) *Tsu Linn-Ts'i* (41 V.B.).

Entre el 4º y 5º metacarpiano, a 2 tsun de la base del 4º espacio interdigital.

Mx.: 5 minutos.

Indicaciones: Mareos, prurito cutáneo, endomiocarditis, trastornos digestivos, dolor lumbar, reumatismo, temor, depresión, afecciones oculares, sinusitis, hipoacusia, acúfenos, disnea, pleuresía.

41 V.B. forma la cupla antiálgica junto con 5 T.F.

117) *Siuann-Tchong* (39 V.B.) (*Lo* del grupo).

Tres tsun más arriba del borde anterior del maléolo externo, en la depresión entre los músculos.

Mx.: 5 a 10 minutos.

Indicaciones: Hemorragia cerebral, angina, amigdalitis, nefritis, ciática, parálisis de las extremidades inferiores, hemorroides, epistasis, angustia, trastornos mentales, diarrea o constipación, inflamación crónica, aumenta los leucocitos (acción sobre la médula ósea).

118) *Koang-Ming* (Lo) (37 V.B.).

Cinco tsun del maléolo.

Mx.: 5 minutos.

Indicaciones: Trastornos psíquicos, jaquecas, dolor e inflamaciones oculares, espasmo vesicular, colecistitis, ciática y parálisis de las extremidades inferiores.

119) *Iang Ling Ts'iuann* (34 V.B.).

A 1 tsun debajo y adelante de la cabeza del peroné.

Mx.: 5 minutos.

Indicaciones: *Dolencias reumáticas de la articulación de la garganta*, del pie, ciática, artritis de rodilla, parálisis de la extremidad inferior, constipación crónica, punto especial de los músculos.

120) *Fong-Che* (31 V.B.).

Se encuentra en la superficie lateral de la pierna, a la distancia de 4 tsun por arriba de la cabeza del peroné.

Mx.: 5 minutos.

Indicaciones: Miositis, parálisis de las extremidades inferiores, neuritis del nervio cutáneo de la pierna (piernas y rodillas débiles), prurito generalizado.

Línea anteromediana de la extremidad inferior

121) *Li-Toé* (45 E.).

A 3 mm al exterior de la base de la uña del 2º dedo.
Mx.: 3 minutos.
Indicaciones: Anemia cerebral, epilepsia, demencia, neuropatías, sueño intranquilo, angina, amigdalitis, rinitis aguda, hepatitis, ascitis, malas digestiones.

122) *Nei Ting* (44 E.).

En la depresión de la base, entre el 2º y 3er. dedo del pie.
Mx.: 5 minutos.
Indicaciones: Edema de la cara, inflamación de las encías (gingivitis), enfermedad hipertónica, epístaxis, flatulencia, faringitis, dispepsia.

123) *Tch'ong Iang* (42 E.).

A 5 tsun más arriba del Nei Ting, que corresponde a la ½ de la superficie anterior del tercio superior del dorso del pie.
Mx.: 3 minutos.
Indicaciones: Fiebre, epilepsia, parálisis de las extremidades inferiores, odontalgia, artritis del pie, vómitos.

124) *Tsie Ts'i* (41 E.).

Superficie anterior de la articulación tibiometatarsiana, en la depresión entre los tendones musculares.
Mx.: 3 minutos.
Indicaciones: Cefalea, mareos, edema facial, epilepsia, neuralgia miositis, parálisis de la extremidad inferior, constipación, reumatismo deformante. *Insuficiencia de la secreción estomacal* (dispepsia).

125) *Fong-Long* (40 E.).

Se encuentra a 8 tsun del maléolo externo (a la altura del 38 E.).
Mx.: 5 minutos.
Indicaciones: Dolor de cabeza, parálisis de las extremidades inferiores, anuria, tendencia a la constipación, pleuritis, absceso de hígado, neuropatías, *trastornos mentales, ciclotimia*, histeria.
Disminución de la secreción pancreática (glucosuria).

126) *Tsu Sann-Li* (36 E.).

Colocado a 3 tsun más abajo del borde inferior de la rótula hacia afuera, tubérculo de Gerdi.

Mx.: 5 a 10 minutos (no se aplica a niños antes de los 7 años).

Indicaciones: Dolores de cabeza, mareos, debilidad general, neurastenia, arterioesclerosis, enfermedad hipertónica, gastritis aguda y crónica, enteritis y colitis, trastornos de la motilidad y sensibilidad de las extremidades inferiores. Se emplea muy a menudo por su acción tonificante general y todas las enfermedades oculares, nerviosas y de órganos abdominales.

127) *Leang-Tsiu* (34 E.).

A 2 tsun arriba de la mitad del borde superior de la rótula.
Mx.: 5 minutos.

Indicaciones: Dolores lumbares, radiculitis, sacrolumbar, mastitis, fatiga y dolor del miembro inferior.

Línea anterointerna de la extremidad inferior

128) *Ta Tun* (1 H.).

A 3 mm más afuera de la base de la raíz de la uña del primer dedo del pie, inervado por ramas terminales del peroneo profundo y plexo lumbar.
Mx.: 5 minutos.

Indicaciones: Dolor lumbar, dolor y sensación de frío en la región abdominal, constipación, menorragias, incontinencia de orina, blenorragia, diabetes, menstruación abundante, neuralgia del útero.

129) *Tsing-Tsiann* (2 H.).

En la región interdigital, entre el 1º y 2º dedo del lado dorsal.
Mx.: 5 a 7 minutos.

Indicaciones: Anemia cerebral, insomnio, enfermedad hipertónica, peritonitis, constipación, dolores en el pie, diabetes, menstruaciones abundantes.

130) *T'aé Ch'ong* (3 H.) (Es el "Ho Ku" del pie: similar localización anatómica que el 4 I.G.)

A 2 tsun por arriba del punto anterior, entre las bases del 1º y 2º metatarsiano del lado dorsal.

Mx.: 3 minutos.

Indicaciones: Enfermedades hipertónicas, dolor espasmódico abdominal, torácico o pélvico, metrorragias, alergias.

131) *Inn Ling-Ts'iuan* (9 B.P.).

A 2 tsun más abajo del borde interno de la rótula, a nivel del punto 119 (34 V.B.), Iang Lin-Tsiuan.

Mx.: No se hace.

Indicaciones: Pérdida de apetito, sensación de plenitud en el vientre, dolores intercostales, malas digestiones, afecciones del hombro y espalda, enfermedades de mujeres, vómitos, diarreas.

132) *Siue-Hai* (10 B.P.).

A 1 tsun más arriba del borde superior interno de la rótula (a 3 tsun de la interlínea interna de la rodilla).

Mx.: 3 a 5 minutos.

Indicaciones: Prurito cutáneo del periné, eczema, enfermedades de señoras, dismenorreas, peritonitis crónica.

Línea media de la superficie interna de la extremidad inferior

133) *San Inn-Tsiao* (6 B.P.).

A 3 tsun del maléolo interno.

Mx.: 3 a 5 minutos.

Indicaciones: Pérdida del apetito, insomnio, neurastenia, climaterio, enfermedad de los órganos genitales, enterocolitis. Es el punto principal para las enfermedades ginecológicas (metrorragias y reglas muy abundantes).

Línea posterior de la superficie interna de la extremidad inferior

134) *Inn Po* (1 B.P.).

Base de la uña grande, a 2 mm del ángulo interno.

Mx.: No se hace.

Indicaciones: Epilepsia, menorragias, colitis aguda, colapso.

135) *Kong-Sun* (4 B.P.).

A 1 tsun de la base del primer dedo y corresponde al borde anteroinferior de la base del 1er. metatarsiano.

Mx.: 3 minutos.

Indicaciones: Epilepsia, pérdida del apetito, endocarditis, dolores torácicos, vómitos, edema de la cara y cabeza.

Punto clave de las enfermedades gastrointestinales y abdominales en general.

136) *Chang-Tsiu* (5 B.P.).

En el medio de la cara interna de la pared dorsal de la bóveda del pie.

Mx.: 3 minutos.

Indicaciones: Angina, vómitos, endocarditis, enfermedades de mujeres.

137) *Tchao-Hai* (6 R.).

Se encuentra a 1 tsun más abajo del maléolo interno.

Mx.: 5 minutos.

Indicaciones: Dolor de garganta, angina, enfermedades de los ojos, urogenitales, insomnio.

138) *Tai sh'i* (3 R.).

A 1 tsun por atrás de la mitad del maléolo interno.

Mx.: 3 minutos.

Indicaciones: Disnea, pleuritis, mastitis, vómitos, enfriamiento de los enfermos después de un estado febril, hipertensión, diabetes.

139) *Fu-leu* (7 R.).

A 2 tsun más arriba del borde posterior del maléolo interno.

Mx.: 3 minutos.

Indicaciones: Transpiración abundante, dolores lumbares, parálisis extremidad inferior, hemorragia por hemorroides, debilidad nerviosa, falta de decisión, temor, hipotensión, edema maleolar.

Línea media de la cara posterior de la extremidad inferior

140) *Iong-Tsiuann* (1 R.).

En la superficie plantar, línea media, entre la extremidad distal y 2/3 restantes plantar, entre dos prominencias.

Mx.: 3 a 7 minutos

Indicaciones: Pérdida de conocimiento, epilepsia, enfermedad hipertónica, angina aguda, neurosis, afonía, ictericia, temor, intranquilidad, oliguria, trastornos circulatorios de la menopausia.

141) *Tch'eng-chann* (57 V.).

Mitad de la distancia de la superficie posterior de la pierna en la mitad de la distancia entre el hueco poplíteo y el punto de inserción del tendón de Aquiles.

Mx.: 5 minutos.

Indicaciones: Epilepsia, espasmo de los músculos de la extremidad inferior, constipación, hemorroides.

Punto clave en lumbociática y en claudicación intermitente.

142) *Oei-tchong* (54 V.).

Mitad del hueco poplíteo.

Mx.: No se hace.

Indicaciones: Pérdida del conocimiento, ausencia de transpiración, gripe, ciática, artritis, articulación de la rodilla.

Punto clave en las enfermedades de la piel (asociar a 11 I.G.).

143) *Cheng-fu* (50 V.).

Centro del pliegue, debajo, sobre una línea que sale del ciático.

Mx.: 5 a 10 minutos.

Indicaciones: Radiculitis, dolor lumbar, hemorroides, tendencia a la constipación.

144) *Pao Hoang* (48 V.).

Apice de un ángulo del cuadrante inferoexterno de los músculos glúteo mayor en el lugar de salida del agujero ciático, inervación ciática.

Mx.: 10 a 20 minutos.

Indicaciones: Gripe, eczema, radiculitis sacrolumbar y dolores lumbares.

Línea lateral de la superficie posterior de la extremidad inferior

145) *Che-inn* (67 V.).

A 3 mm por fuera del borde lateral de la base de la uña del 5º dedo, lado dorsal.
Mx.: 3 minutos.

Indicaciones: Cefalea, enfermedades de los ojos, mareos por dolencia de los ojos, glaucoma.

146) *Chenn-Mo* (62 V.).

Por debajo del maléolo externo.
Mx.: 3 a 7 minutos.

Indicaciones: Dolor de cabeza, mareos, pérdida del conocimiento por hemorragia cerebral, radiculitis sacrolumbar.
Hemiplejía.

147) *K'un-Lun* (60 V.).

A 1 tsun por atrás y por encima del maléolo externo.
Mx.: 3 a 7 minutos.

Indicaciones: Radiculitis sacrolumbar, plexitis, dolores de la columna vertebral, dolores de la articulación de la garganta del pie, pérdida de sangre en hemorroides.
Punto antiálgico por excelencia.

Historia: Según la leyenda, hace miles de años, un guerrero chino, que sufría crónicamente de cefalea, fue herido en una batalla en el talón. Como después de esto, desapareció su cefalea sirvió para estudiar su origen y palpando puntos dolorosos en la piel empezó a comprobarse su relación con la disfunción o lesiones de los órganos internos. Así el 60 V. sería el primer punto de la Acupuntura.

148) *A Shi* o *Tien Ying*. Es el *punto local que duele en cualquier sector* y que invita a punzarlo para calmar el *dolor regional*. Ejemplo: Mac Burney en la *tiflitis* y *apendicitis*.

Octava parte
ATLAS DE ACUPUNTURA

El atlas es complementario del texto de Acupuntura.

I. *En primer lugar* ofrecemos 14 láminas, *descriptivo-topográficas*, por regiones, en las que constan todos los puntos y todos los meridianos regulares, así como se señalan especialmente los puntos de comando. En forma paralela se menciona la correlación de las diferentes regiones con las otras partes del cuerpo y los órganos, cosa totalmente original en castellano. ¡Estúdienlas!

En segundo lugar publicamos un *atlas descriptivo* de todo el organismo, que presenta los puntos de reparos óseos y musculares, para orientarse en la localización de los puntos, lo cual es una de las cosas fundamentales de la Acupuntura.

Estas láminas pueden compararse con las 14 láminas anteriores y conviene tenerlas a la vista mientras se estudia el texto.

El trayecto y localización de estos mapas son los que usan en Pekín y Nanking, que son los centros mundiales más importantes en que se practica la Acupuntura.

Nosotros nos tomamos la tarea simplemente de agregarle la nomenclatura castellana según el sistema occidental.

No hemos borrado los signos chinos originales, porque en cualquier caso de duda, de acuerdo al nombre y según el signo, se podrán comparar los puntos descriptos en este libro con cualquier otro texto cuando haya duda en la confrontación, por diferencias, sea de numeración o pronunciación.

El *atlas descriptivo* lo dividimos en dos:

II. Un *atlas descriptivo con los reparos musculares* y *las medidas* de las distancias entre los puntos, y

III. Un *atlas descriptivo* comparando los *reparos musculares* con los *óseos* en láminas apareadas.

Se insiste en los *puntos de comando*.

1.

ATLAS DESCRIPTIVO-TOPOGRAFICO

*Con 14 mapas con la correspondencia de los chings
y puntos de las distintas partes del cuerpo
entre sí y con los órganos*

Se observarán los puntos de comando

CABEZA

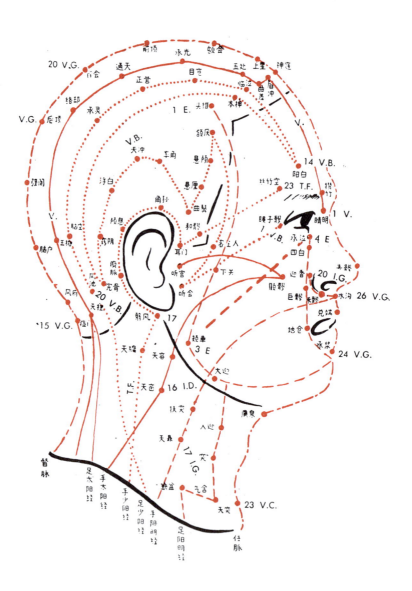

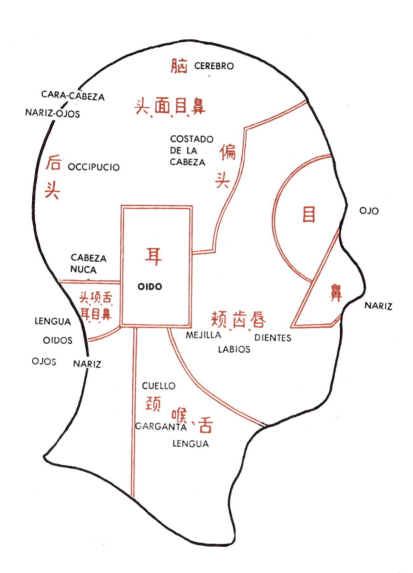

TRONCO PARTE POSTERIOR

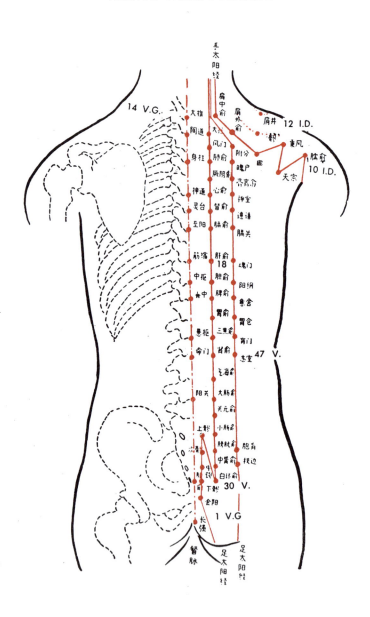

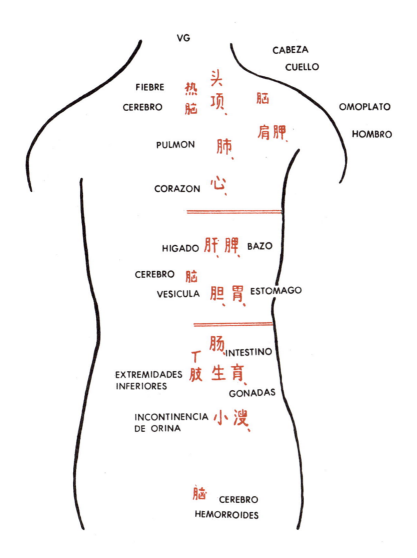

TRONCO PARTE ANTERIOR

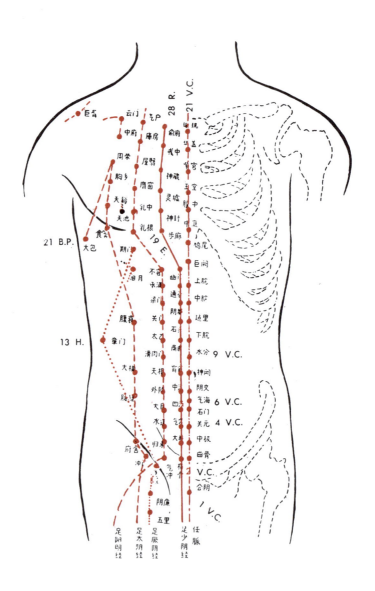

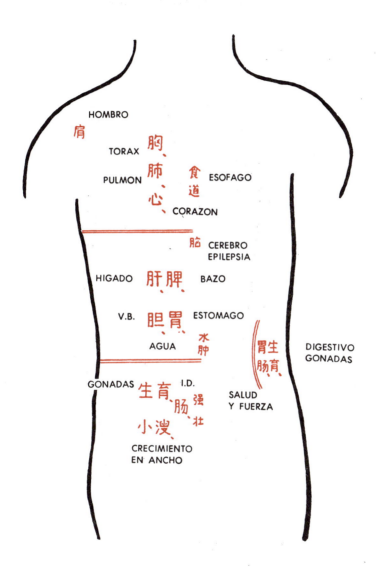

TRONCO PARTE LATERAL

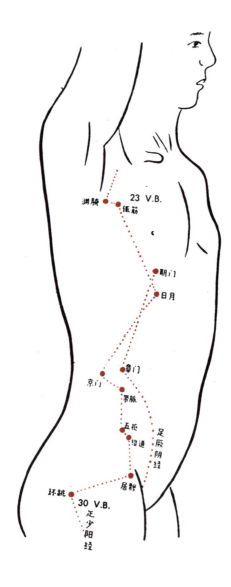

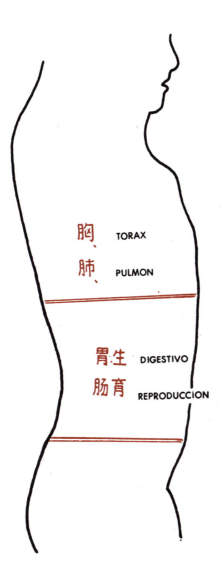

MIEMBRO SUPERIOR
LADO INTERNO Y EXTERNO

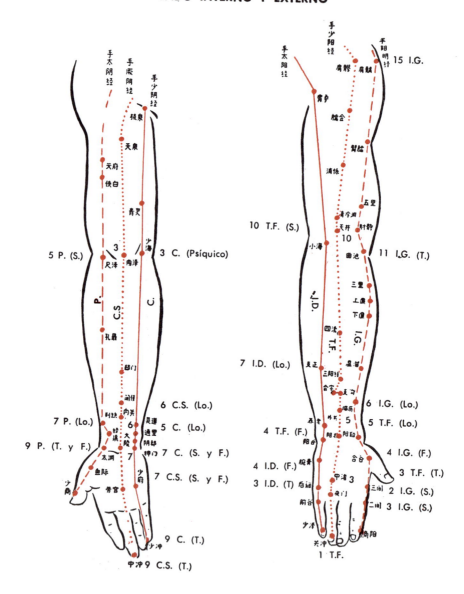

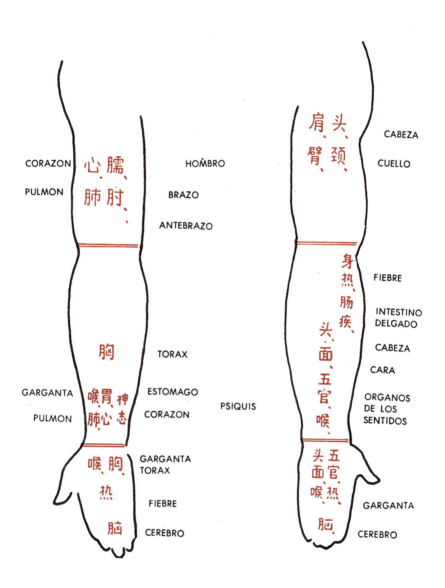

MIEMBROS INFERIORES
LADO INTERNO Y ANTERIOR

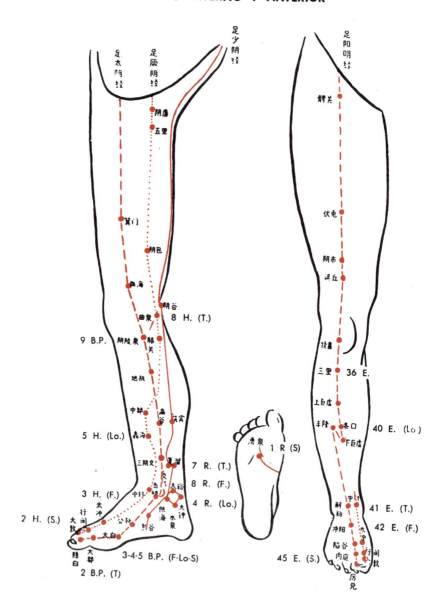

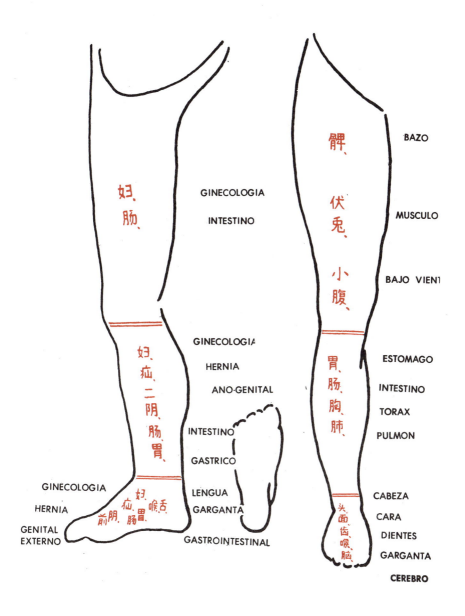

MIEMBROS INFERIORES
LADO EXTERNO Y POSTERIOR

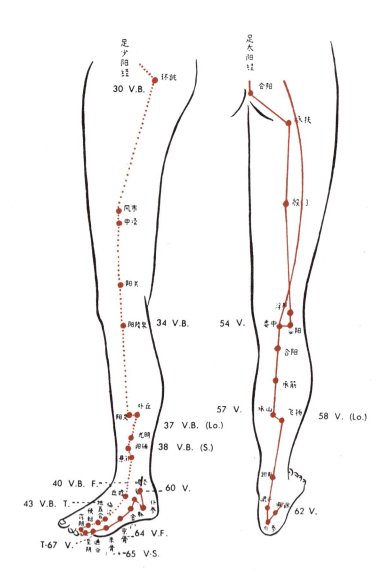

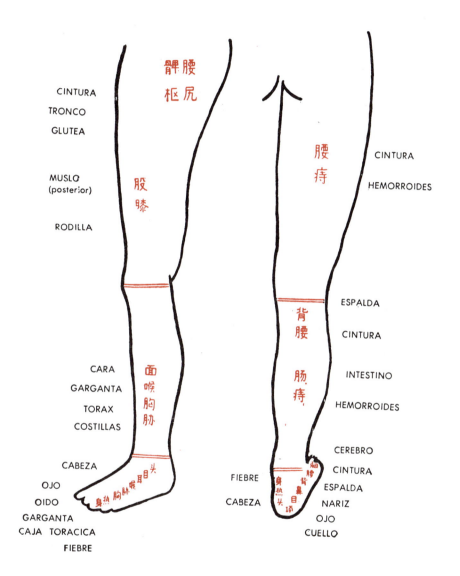

II.

ATLAS DESCRIPTIVO

*Contiene 21 láminas
con los reparos musculares y las medidas
de las distancias entre los puntos*

*(Chings según el siguiente orden:
C., I.D., P., I.G., C.S., T.F., V.B., H.,
E., B.P., V., R., V.C., V.G.)*

CORAZON

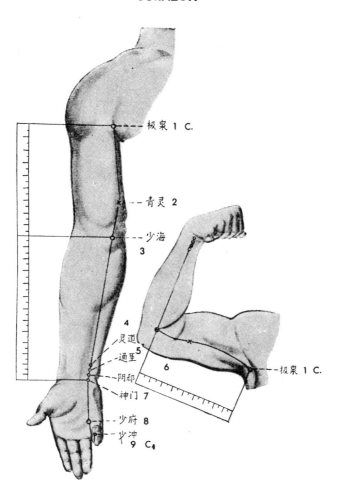

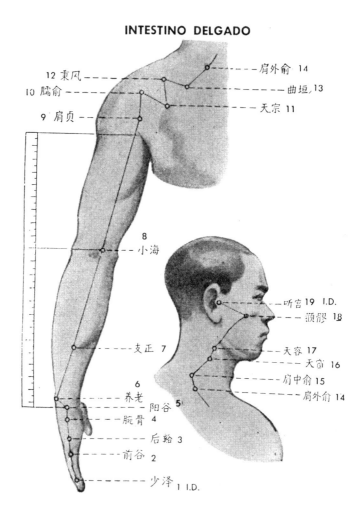

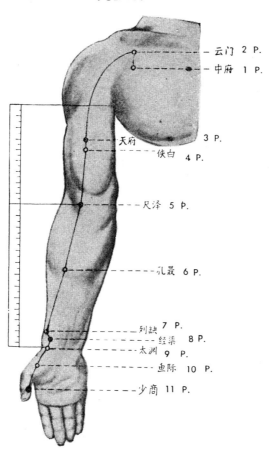

INTESTINO GRUESO

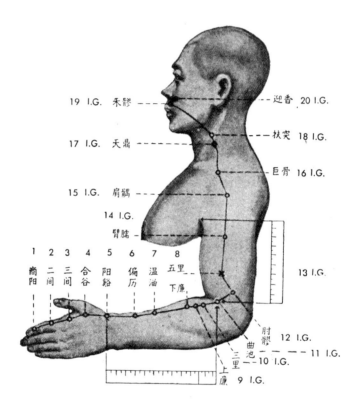

CIRCULACION-SEXUALIDAD

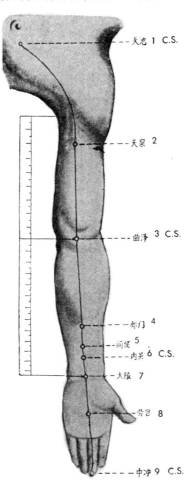

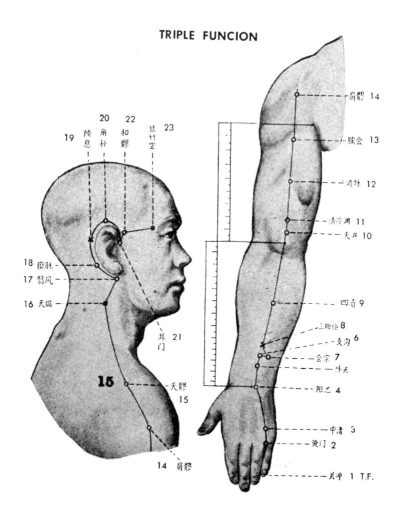

TRIPLE FUNCION

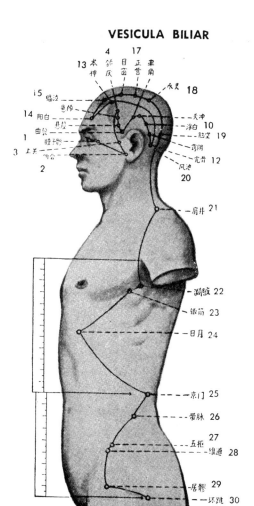

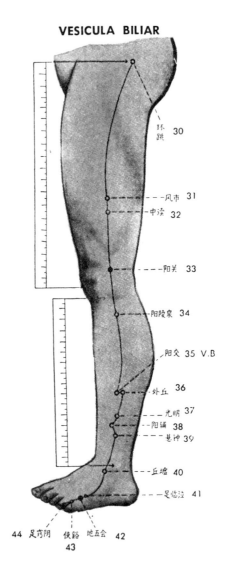

HIGADO

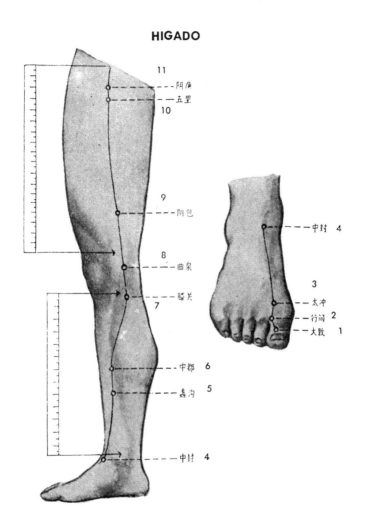

HIGADO

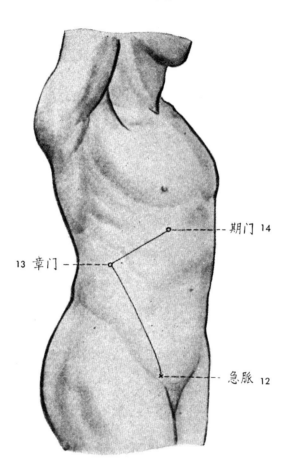

ESTOMAGO

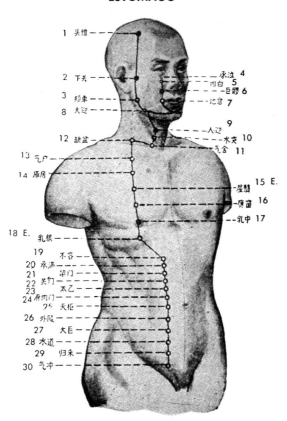

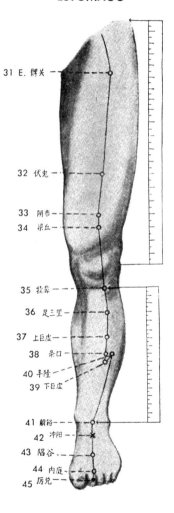

BAZO-PANCREAS

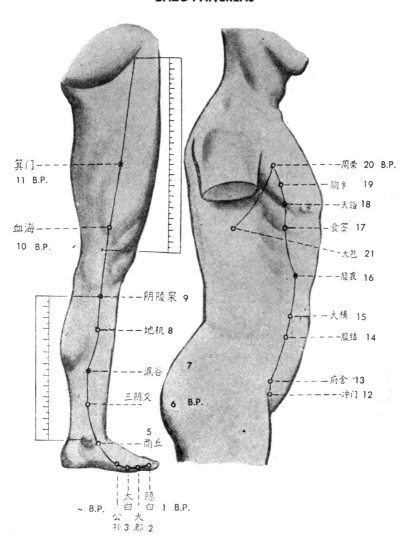

VEJIGA

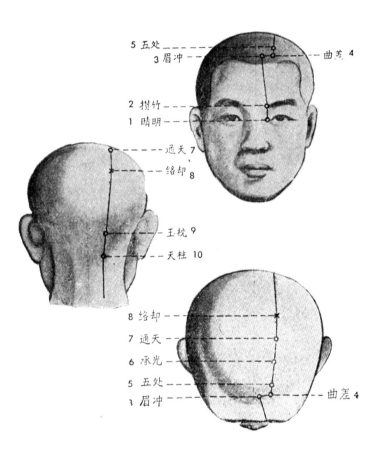

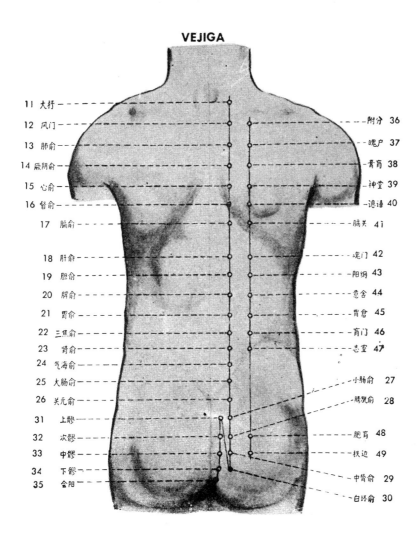

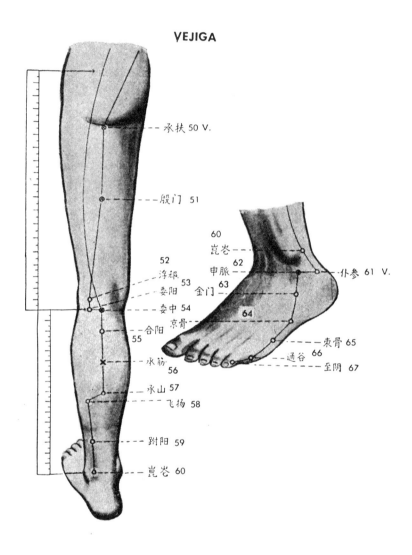

VEJIGA

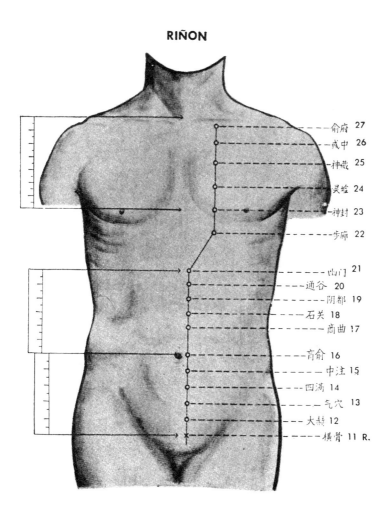

RIÑON

RIÑON

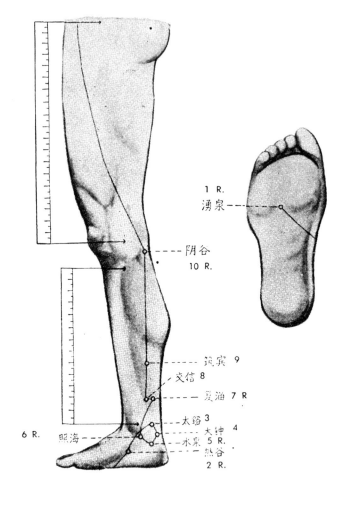

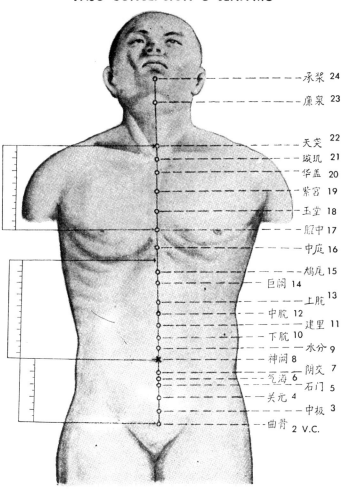

VASO CONCEPCION O JENN-MO

VASO GOBERNADOR

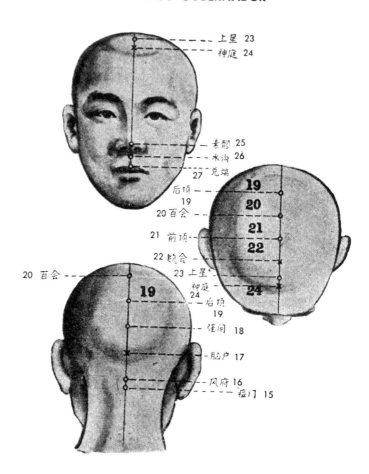

VASO GOBERNADOR O TU-MO

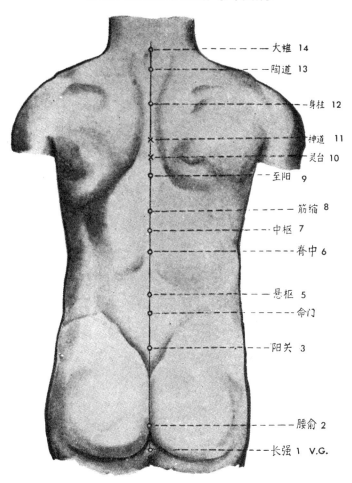

III.

ATLAS DESCRIPTIVO

Con 28 mapas y fotos

Comparando los reparos musculares con los óseos en láminas apareadas. Se observarán los puntos de comando

(Chings según el siguiente orden:
C., I.D., P., I.G., C.S., T.F., V.B., H., E., B.P., V., R., V.C., V.G.)

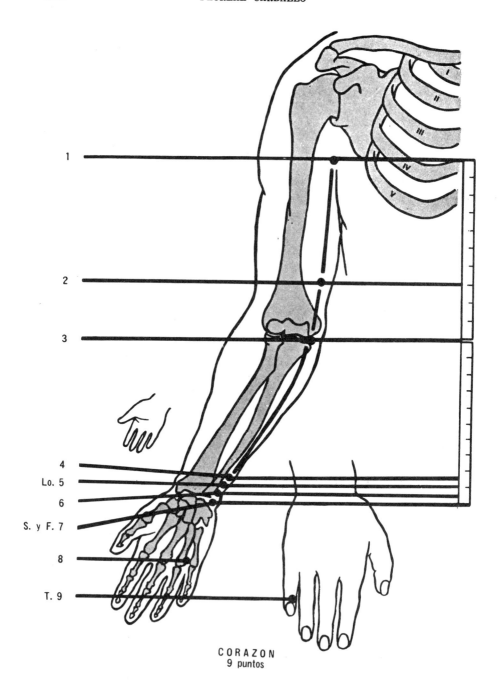

CORAZON
9 puntos

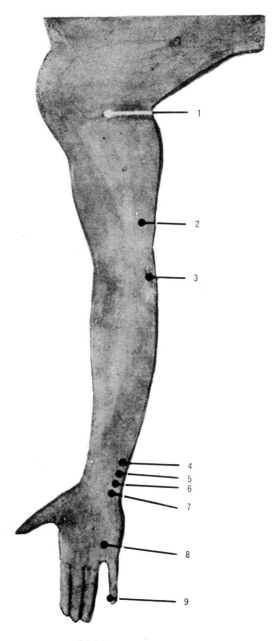

CORAZON
9 puntos

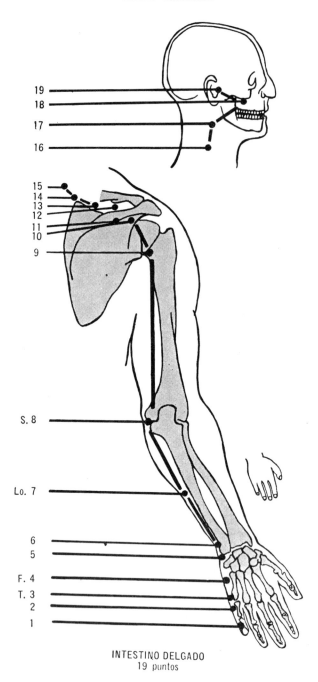

INTESTINO DELGADO
19 puntos

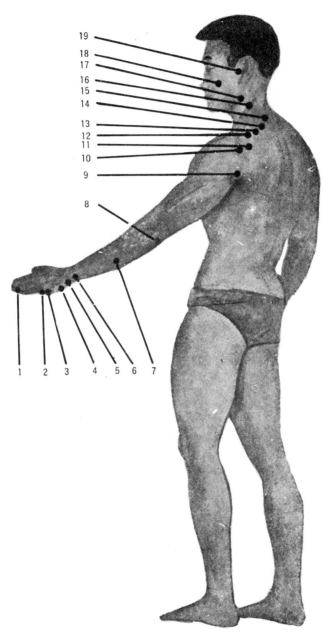

INTESTINO DELGADO
19 puntos

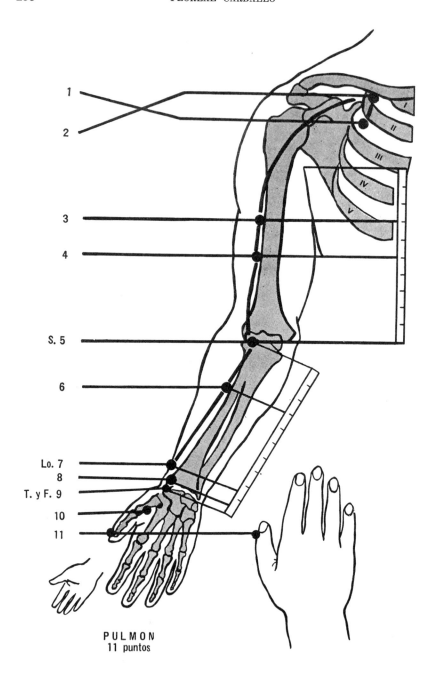

PULMON
11 puntos

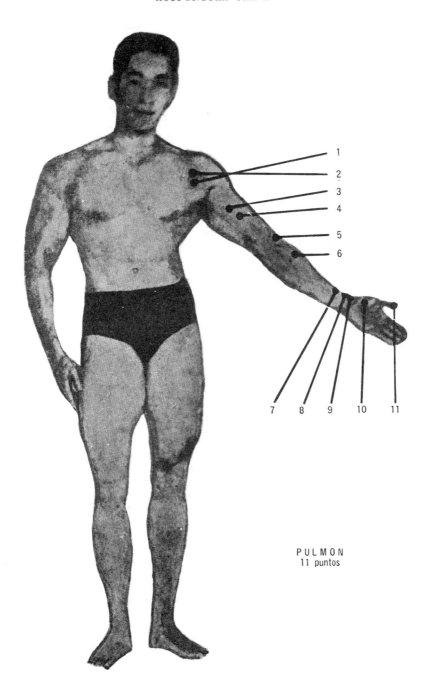

PULMON
11 puntos

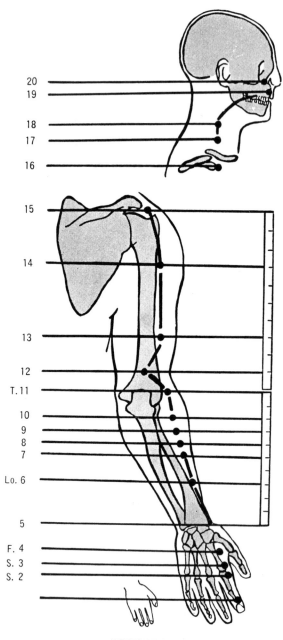

INTESTINO GRUESO
20 puntos

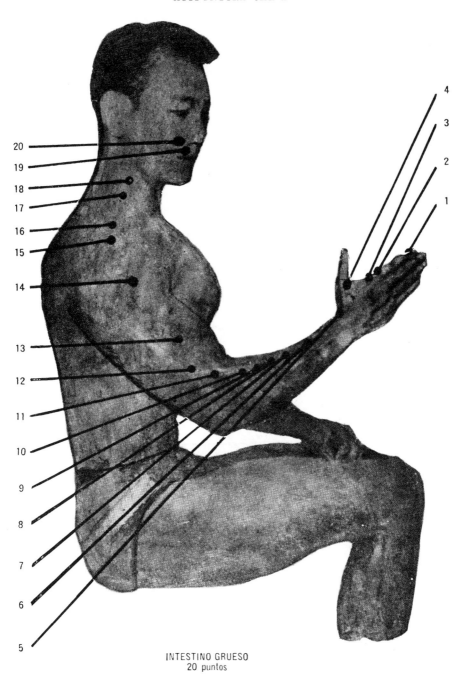

INTESTINO GRUESO
20 puntos

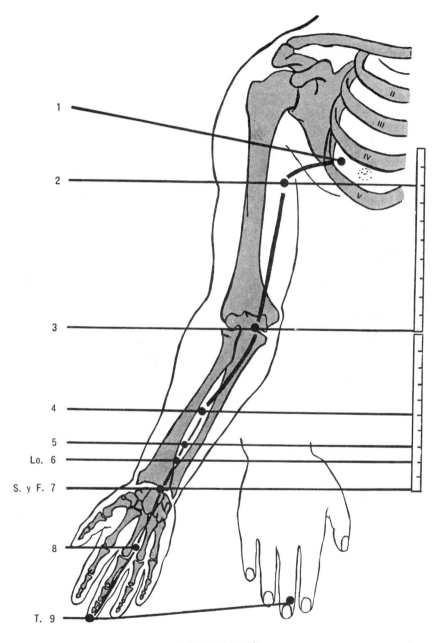

CIRCULACION-SEXUALIDAD
9 puntos

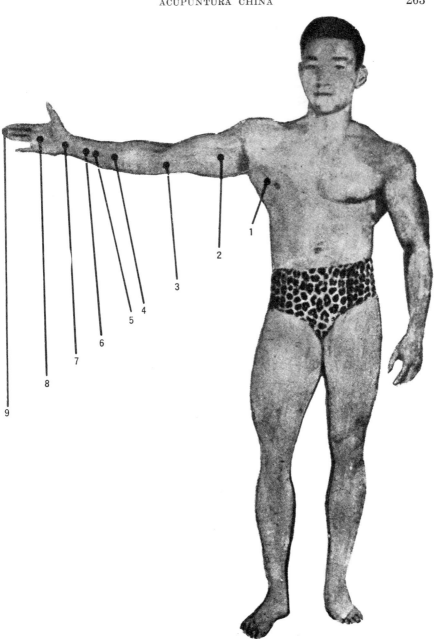

CIRCULACION-SEXUALIDAD
9 puntos

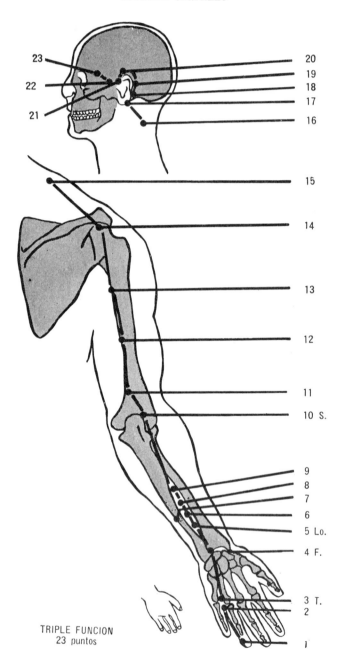

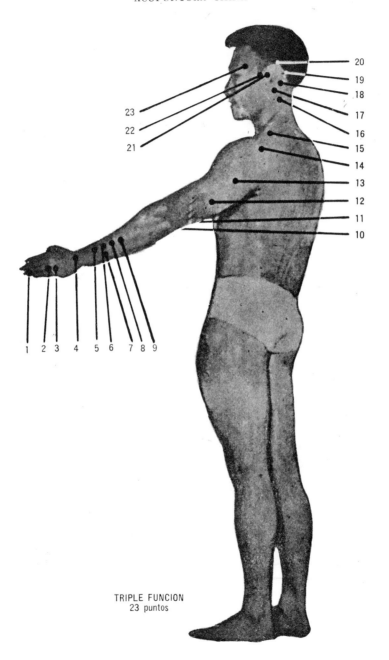

TRIPLE FUNCION
23 puntos

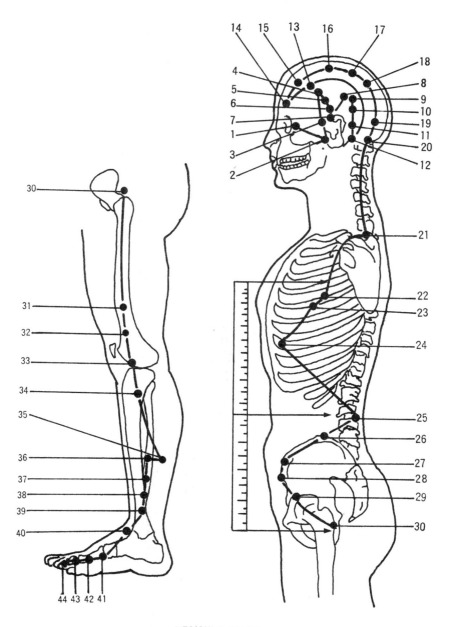

VESÍCULA BILIAR
44 puntos

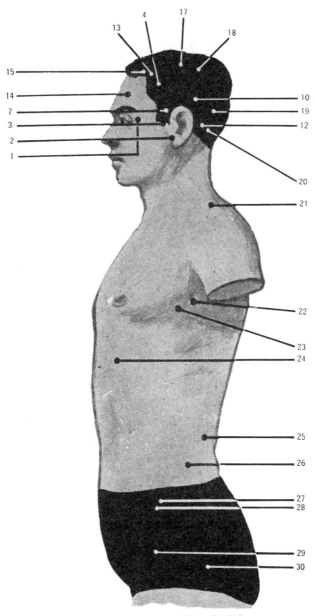

VESÍCULA BILIAR
44 puntos

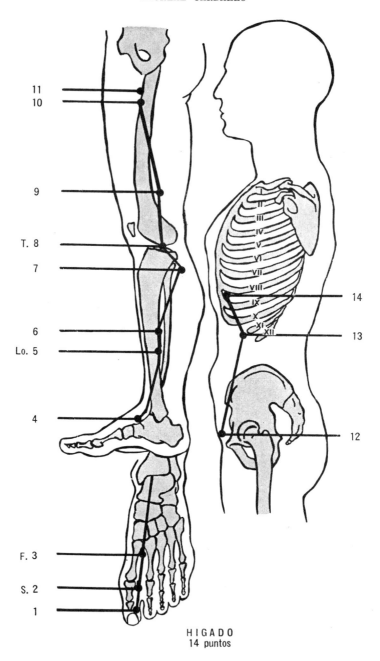

HIGADO
14 puntos

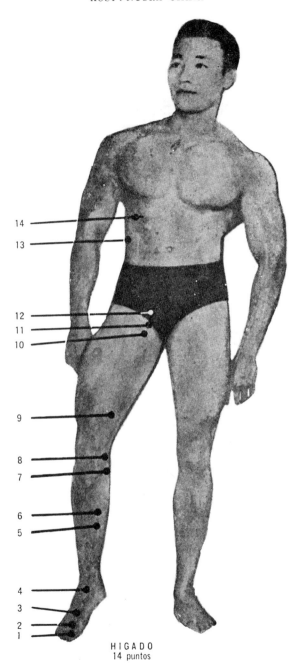

HIGADO
14 puntos

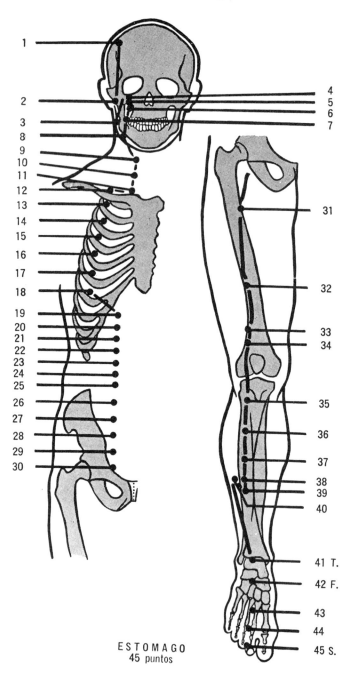

ESTOMAGO
45 puntos

ACUPUNTURA CHINA

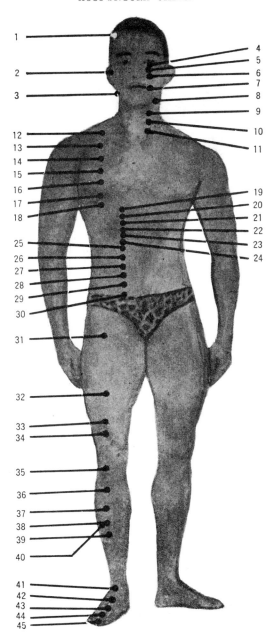

ESTOMAGO
45 puntos

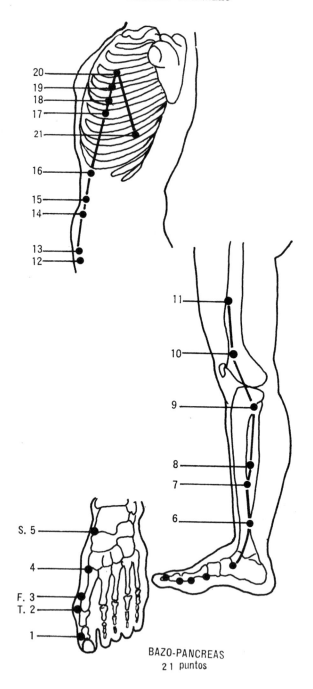

BAZO-PANCREAS
21 puntos

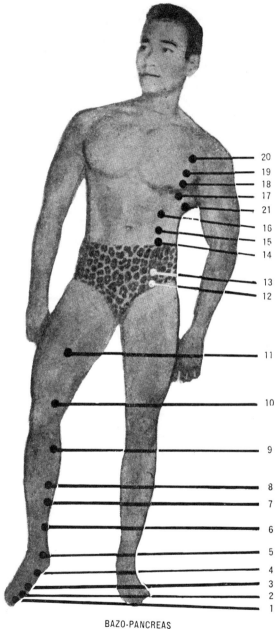

BAZO-PANCREAS
21 puntos

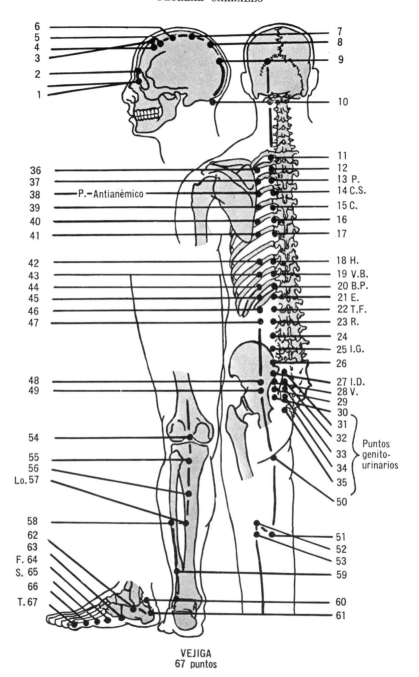

VEJIGA
67 puntos

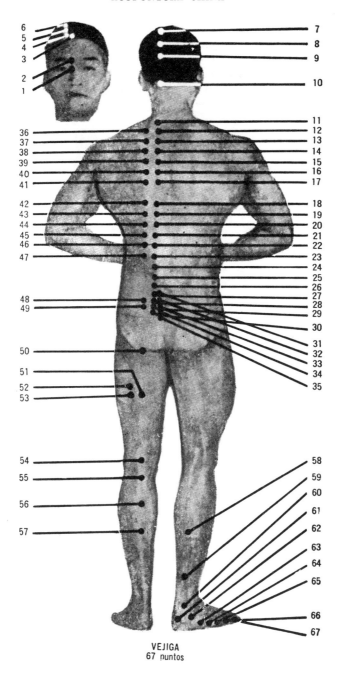

VEJIGA
67 puntos

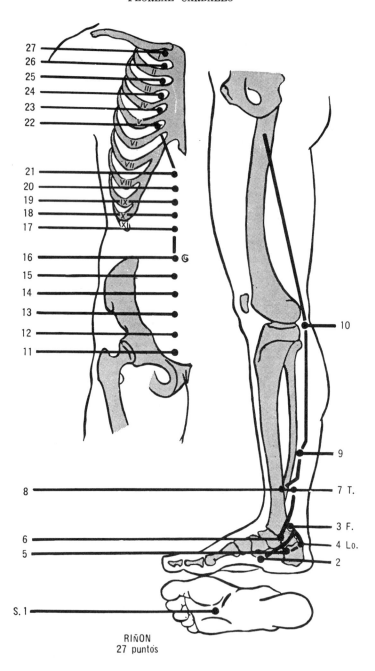

RIÑON
27 puntós

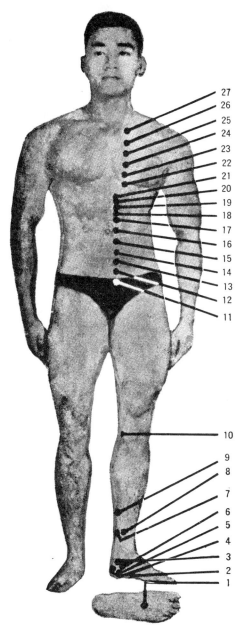

RIÑON
27 puntos

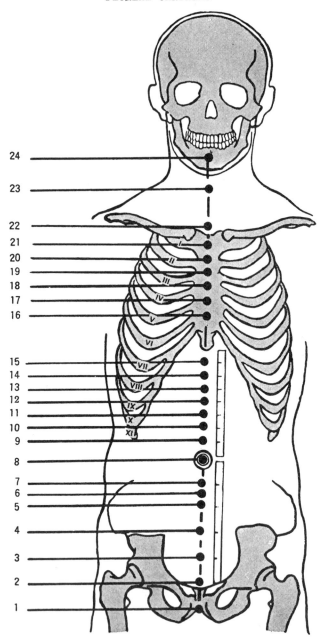

JEN MO ó VASO CONCEPCION
24 puntos

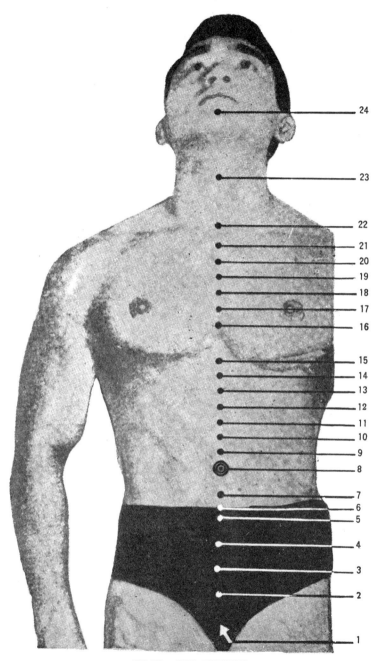

JEM MO ó VASO CONCEPCION
24 puntos

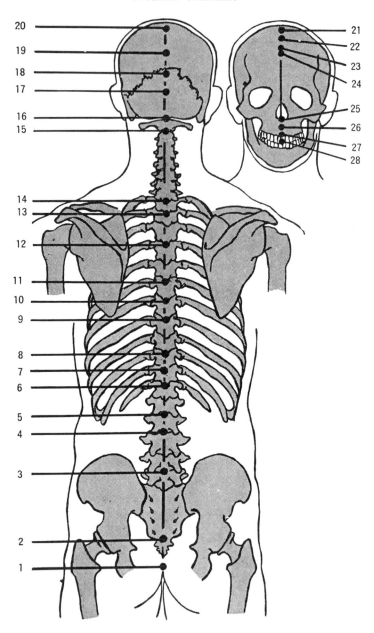

TU MO ó VASO GOBERNADOR
28 puntos

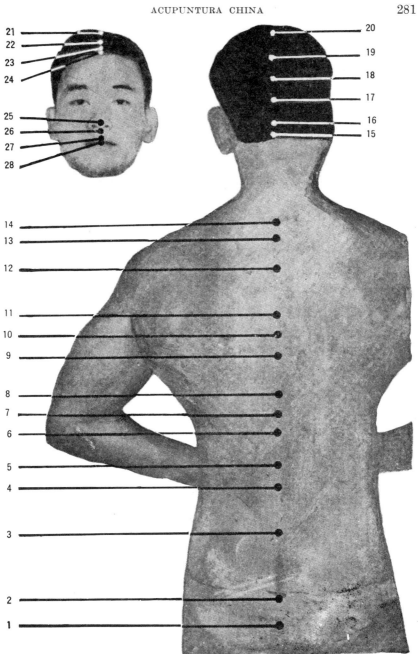

TU MO ó VASO GOBERNADOR
28 puntos

Novena parte

AURICULOTERAPIA
(Nociones informativas)

EN LOS últimos años el doctor Nogier de Lyon, Francia ha difundido un método que consiste en determinar *puntos sensibles* en el pabellón auricular, correspondientes a diferentes regiones del cuerpo.

Partiendo del hecho conocido el siglo pasado de que pinchando o cauterizando cierta zona del pabellón se curaba la ciática el doctor Paul F. M. Nogier ha establecido un mapa topográfico de los puntos correspondientes, después de una larga experimentación clínica.

La auriculoterapia tiene sus semejanzas y relaciones con la reflejoterapia, la terapéutica endonasal o centroterapia de Bonnier y la Acupuntura.

El doctor Nogier compara a grosso modo, el pabellón de la oreja con un feto en el útero, correspondiendo el *lóbulo* a la cabeza, la *concha* (de abajo hacia arriba) a la zona glandular (endocrina), tórax y abdomen, el *borde superior del antehélix* a la columna vertebral, y en la *parte superior del pabellón* al miembro superior (arriba y atrás) y al miembro inferior (arriba y adelante).

En la zona de la cabeza (o sea en el lóbulo de la oreja) distingue los siguientes puntos:

Punto maestro de las *cefaleas*.
Area *olfativa*.
Area *frontal o intelectual*.
Area *auditiva*.
Punto *maestro sensorial*.
Area *visual*.

En la zona del tórax (parte inferior de la *concha*) distingue:

Punto *genital*.
Punto *paratiroides*.
Punto *suprarrenal*.   } en la escotadura
Punto *tiroides*.

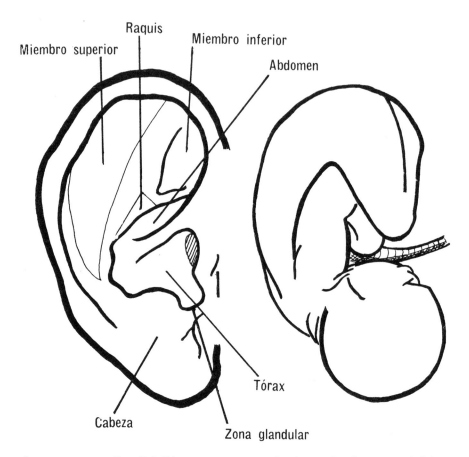

AURICULOTERAPIA I. — Pabellón y sus correspondencias regionales comparándolo con un feto en el útero.

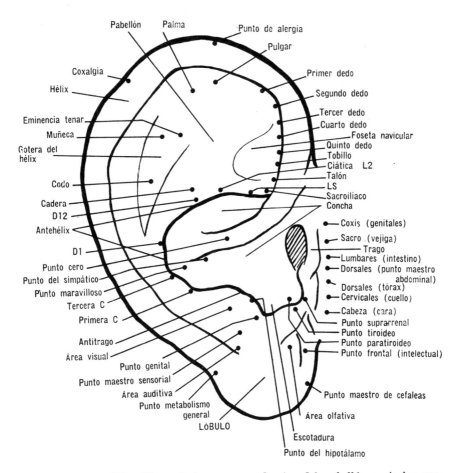

AURICULOTERAPIA II. — Mapa de las correspondencias del pabellón auricular con las diferentes partes del cuerpo.

Punto del *hipotálamo* (antitrago).
Punto del *simpático*.
Punto *maravilloso* (de efectos varios).

En la raíz del hélix:

El *punto cero* (punto que sirve para reequilibrar la sensibilidad de la oreja en los hiposensibles y mejorar el estado general del paciente). Bordeando la zona del abdomen y del tórax o sea en el antehélix, la *columna vertebral*.

Columna cervical (C. 1 a C. 7) en el ¼ inferior y posterior del antehélix inmediatamente por encima del antitrago.

Columna dorsal (D. 1-D. 12) desde una muesca que separa C. 7-D. 1, a la altura de la inserción de la raíz del hélix, hasta otra muesca que corresponde a D.12-L. 1 a ¼ de distancia del extremo anterior del antehélix.

Columna lumbosacra (en el ¼ final del antehélix).

Para obtener el punto de *cada vértebra* se divide cada zona del antehélix en partes iguales.

En la superficie superior del pabellón auricular:

Miembro superior sobre la gotera del hélix: hombro, codo, muñeca, eminencia tenar, palma, pulgar (de abajo arriba).

Miembro inferior sobre la foseta navicular y alrededores: talón, tobillo, 5º, 4º, 3º, 2º y 1er dedo del pie (hacia arriba), rodilla, fémur y cadera hacia atrás.

La cadera está encima de D. 8.

Para aprender auriculoterapia aconseja el doctor Nogier empezar por curar las algias.

Para comenzar con las algias probar en ciáticas punzando *la raíz del hélix*.

La detección de los puntos se hace por *palpación, sensibilidad al contacto* (con la extremidad de un pequeño corcho), sensibilidad al *frío* y al *calor*, o por medio del "*estigmascopio*", aparato electrónico que genera un zumbido al tomar contacto sobre el punto auricular en causa (precisión ¼ de mm).

La punción o pinchazo se hace con agujas de acero, oro o plata, o por medio de un electrodo negativo portador de una microcorriente eléctrica de 6 a 20 miliamperes.

Para más información sobre este sistema leer: *Traité d'auriculotherapie*, por el doctor Paul M. F. Noguier, Maisonneuve Editor, 386, route de Verdun, 57-Sainte-Ruffine (France).

PALABRAS FINALES

Como complemento de este primer tomo, aconsejo al médico lector del mismo, que estudie los *Atlas* que hay en él y, aunque no sea dibujante, *dibuje o calque* los mapas con los chings y los puntos de comando y principales.

La única forma de hacer Acupuntura es partiendo de hacer la práctica y conocer los puntos y principios básicos; por eso, el médico debe comenzar a practicar en la clínica, con casos sencillos, tratando al principio *algias*.

Después de la primera edición de este libro, se ha difundido ampliamente en Occidente los grandes éxitos logrados en la República Popular China, mediante la Anestesia Acupuntural y Electroacupuntural.

Nosotros hemos realizado, por primera vez en la Argentina, a partir de febrero de 1972, hasta la fecha, cerca de **460** operaciones de ojos (Cataratas, Estrabismos y Glaucomas), con Acuanestesia, al principio con Acupuntura (rotando agujas), Electroacupuntura y finalmente introducido *a nivel mundial* por primera vez en abril-mayo de 1972, la *Acuanestesia con electrodos planos*.

Estas experiencias, así como el relato de los avances realizados en China, serán motivo de un trabajo próximo, como producto de la visita que acabo de realizar a China Popular en mayo-junio de 1973.

Este primer tomo está complementado con el 2º tomo que trata con mayor amplitud y más figuras. *Todos los puntos de comando y la técnica y topografía de la Auriculoterapia* (Acupuntura por medio de los puntos de la oreja).

El *tercer tomo*, amplía un curso de 2º Nivel dictado en el Instituto Médico de Acupuntura por primera vez en 1957 y que se dictará también en 1973 y años siguientes.

Este curso dará todos los detalles teóricos y prácticos de la Acupuntura a quienes quieran profundizar y llegar a trabajar a nivel de los maestros de la Acupuntura Internacional.

Todos nuestros trabajos están expuestos sin presentar cosas misteriosas, místicas o abstrusas al lector y siguen siempre la línea científica en función de los conocimientos modernos de la medicina, la biología y la fisicoquímica moderna.

Científicamente pueden y deben florecer todas las escuelas, pero nos oponemos a los que levantan como un espectro o una momia fosilizada los conocimientos del pasado, los cuales nos dan hechos de gran importancia que no debemos pasar por alto, pero en ningún caso debemos dejar de ser críticos, para llevar las aguas del río de la Acupuntura Moderna a los cauces de la ciencia y no del misticismo feudal y del simbolismo esotérico, línea de los que pretenden hacer una Acupuntura para "elegidos del Tao" e impedir realmente que se difunda la práctica de la Acupuntura en el cuerpo médico.

BIBLIOGRAFÍA

Manaka, Yoshio, y Siegel, Marc: *La Acupunture "a voil d'oiseau"*. Japan, 1960. (En francés.)

Tchiu Mao Lian: *Chen Tsiu Suéh*. Nankin, 1957-58. (En chino.)

Fin Li Da y Parmenenkov: *Acupuntura y moxibustión (Iglaterapia y prixigania)*. Moscú, 1960. (En ruso.)

Ju Liañ: *Nuevo estudio de la Acupuntura y moxibustión*. Pekin, 1954.

Bachman, G.: *Die Akupunktur, eine Ordnungstherapie*, 2 tomos. Hang., Ulm., 1959.

—— *Leitfoden der Akupunktur*. Hang. Ulm., 1961.

Baptiste, R.: *L'Acupunture et son histoire*. Maloine, Paris, 1962.

Baratouse: *Précis élémentaire d'acupuncture*. Le François, 1942.

Bonnet-Lemaire: *Acupuncture chinoise apliquée*. Payot.

Chanfrault, A., y Ung Kang Sam: *Traité de medicine chinoise*. S. T. Coquemard, Angoulême.

Choain, J.: *La voie racionelle de la Medicine*. Chinoise, S.L.E.L., Lille, 1957.

Dabry: *La medicine chez les chinois*. H. Plon.

Dufour, Roger: *Atlas d'Acupuncture topografique*. Le François, 1960.

Ferreyroles, P.: *L'Acupuncture chinoise (Therapeutique energétique)*. S.L.E.L., Lille, 1953.

Goux, H.: *Acupuncture*. Maloine, Paris, 1955.

Huard, Pierre, y Ming Mong: *La Medicine chinoise au cours de siècle*. Dacosta.

Hume, E. H.: *The chinese way in medicine*. Baltimore, London, 1940.

Lavier, J.: *Acupuncture*. Maloine, Paris, 1960.

La Fuye, R. de: *Traité d'Acupuncture*. Le François, Paris, 1956.

Le Prince, A.: *L'Acupuncture a la portées de tous*. Danglès, Paris, 1949.

Mann, F.: *Acupuncture, the ancien chinese art of healing*. Heinemann, London, 1962.

Niboyet, J. E. H.: *Essai sur l'Acupuncture chinoise practique.* Wapler, Paris, 1951.
—— *Complements d'Acupuncture.* Wapler, Paris, 1955.
—— *Le traitement des algies par l'Acupuncture.* J. Lafitte, Paris, 1959.
Soulié de Morand, G.: *L'Acupuncture chinoise.* J. Lafitte, Paris, 1957.
—— *Précis de la vrai Acupuncture chinoise.* Mercure de France, Paris, 1957.
Tchao Ming-Té: *L'Acupuncture et la moxibustión.* Paris, 1967.
Voisin, H.: *Acupuncture.* Maloine, Paris, 1959.

Los libros de De la Füye y Tchao Ming-Té traen bibliografía más extensa sobre obras antiguas.

Para cualquier información sobre bibliografía, textos, cursos, etc., dirigirse a:
INSTITUTO MEDICO DE ACUPUNTURA
Director: Dr. Floreal Carballo.

Bacacay 1920 - 1406 Buenos Aires, Argentina, Tel. 631-1879 y 612-7053
(Sede de la Sociedad Latinoamericana de Acupuntura y Auriculoterapia)

INDICE ALFABETICO
POR ENFERMEDADES

Afasia, 128
Afección abdominal, 150
Algias en general (neuralgias, etcétera), 124, 154
Amigdalitis aguda, 120
Amenorrea, 119
Anemia, 111, 154
Angina de pecho (estenocardia), 110
Anosmia, 121
Agalactia, 120
Apendicitis aguda, 116
Arterias (afecciones de las), 128, 153.
Arteritis miembro inferior, 128
Atrofia nervio óptico, 123, 137

Bronquiectasia, 112
Bronquitis, 112

Cardíaca, neurosis, 109
Catarata incipiente, 123, 137
Cefaleas, 128
Ciática, 125
Climaterio (menopausia), 120
Cistitis, 118
Colecistitis, 117
Cólico hepático, 117
Cólico renal, 118

Colitis, 116
Constipación crónica, 116
Conjuntivitis crónica, 122
Corea, 127
Corazón (afecciones del), 153
Corioretinitis, 124, 137
Cutáneas, 154

Digestivas (afecciones), 154
Duodeno, úlcera, 115
Dolor, algias en general, 154
Dolores lumbares, 125

Endocarditis, 110
Espermatorrea, 119
Estenocardia (angina de pecho), 110
Enuresis, 118
Epilepsia, 127
Esófago, 114
Estómago, neurosis, 115
Estomatitis, 120

Facial (parálisis), 125
Faringe, 114
Frigidez, 118

Gastrointestinales (enfermedades), 114

Genitourinarias, 118
Geriatría, 154
Ginecología, 119
Gingivitis, 121
Glaucoma, 123, 137
Glositis, 121

Halitosis, 121
Hemiplejía, 129
Hemeralopía, 123, 136
Hemóptisis, 114
Hemorragia cerebral, 127
Hemorragias oculares, 124, 137
Hemorroides, 117
Herpes zona oftálmica, 122
Hígado, 117
Hiperglobulia, 117
Hipertensión, 110
Hipófisis, 131

Ictericia, 117, 118
Ictus, 128
Intestino (enfermedades del), 116
Impotencia, 118

Jaqueca, 128

Leche, exceso, 120
Leucorrea, 119
Lumbares, dolores, 125

Mastitis, 120
Médula, afecciones, 154
Menière (síndrome de), 121
Menopausia, 120
Metrorragias, 119
Migraña, 128

Mudez, 121
Musculares (afecciones), 154

Náuseas, 117
Neuralgias, 124
Neuralgia torácica, 149
Neurosis cardíaca, 109
Nerviosas (afecciones), 154
Neurastenia, 127
Neurosis sexual, 119

Oftalmía luminosa, 138
Ojos, enfermedades, 122, 136
Oído, enfermedades, 121, 154
Optico nervio, 123
Oseas (afecciones), 154
Otitis, 121
Ovario (hipo e hiperfunción), 119

Páncreas, 131
Parálisis, 125
Parálisis infantil, 129
Partos, 119
Piel, 129
Policitemia, 111
Poliomielitis, 129
Psicastenia, 127
Pulmón, 112, 113
Puntos más activos según la región, 130
Puntos especiales, 153

Queratitis, 123, 137

Respiratorias (afecciones), 154
Retención urinaria, 118
Retinopatía pigmentaria, 123
Reuma, 128
Reumáticos (enfs.), 128

Rinitis, 121
Ruidos en oído, 121

Sangre (afecciones de la), 153
Simpáticas (afecciones), 154
Síndrome de Menière, 121
Síndrome de meridiano (*Sho*), 93
Sistema nervioso, enferm., 124
Sordera, 121
Suprarrenales, 131

T.B.C. pulmón, 113
Tiroides, 131

Testículos (hipo e hiperfunción), 119
Tonsilitis aguda, 120
Tonsilitis crónica, 120

Urinarias, 118

Várices, 129
Venas, 129
Vesícula Biliar, 129
Venas (afecciones de), 153
Vómitos, 115

Zona (Herpes oftálmico), 112, 138

INDICE GENERAL

Nota preliminar 7

Prólogo 8

Introducción 10

Primera parte

HISTORIA Y CONCEPTOS FUNDAMENTALES

I. Historia 11
II. La opinión moderna en China 15
III. Eficacia de la A y M 17
IV. Mecanismo de acción 20
V. La teoría y la tradición 27
VI. Puntos y meridianos 29
VII. Diagnóstico de los síntomas mórbidos 31
VIII. Técnica de la manipulación de la aguja 33
IX. Teoría de los pulsos chinos y su práctica 34
X. Cómo se toma el pulso 35

XI. La práctica de la A por el método de los puntos de comando y de los puntos principales ... 37

XII. Técnica de la A y M ... 40
Acupuntura ... 40

XIII. Moxibustión ... 46

Segunda parte

ESTUDIO RAZONADO DE LOS MERIDIANOS O CHINGS

I. Ching del Corazón ... 51
II. Ching del Intestino Delgado ... 54
III. Ching del Pulmón ... 57
IV. Meridiano de Intestino Grueso ... 59
V. Ching de la Circulación-Sexualidad ... 62
VI. Ching de Triple Función ... 64
VII. Ching de la Vesícula Biliar ... 67
VIII. Ching del Hígado ... 71
IX. Ching del Estómago ... 74
X. Ching del Bazo-Páncreas ... 77
XI. Ching de la Vejiga ... 80
XII. Meridiano de Riñón ... 85
XIII. Ching del Vaso Concepción o *Jen Mo* ... 88
XIV. Ching del Vaso Gobernador o *Tu Mo* ... 91
XV. *Sho* o síndrome de meridiano ... 93
XVI. Los meridianos extraordinarios ... 95
XVII. Tratamiento por los meridianos extraordinarios ... 98

Tercera parte

METODO DE APLICACION DE LA A Y M

Repertorio terapéutico elemental (guía esquemática)   101

I. Método de aplicación de la Acupuntura en clínica   103

II. Repertorio elemental terapéutico   109
     Enfermedades cardiovasculares y de la sangre   109
     Enfermedades de los órganos respiratorios   112
     Enfermedades del tracto gastrointestinal   114
     Enfermedades del intestino   116
     Enfermedades del Hígado y Vesícula Biliar   117
     Enfermedades genitourinarias   118
     Enfermedades ginecológicas y partos   119
     Enfermedades del oído, nariz y garganta   120
     Enfermedades de los ojos   122
     Enfermedades del sistema nervioso   124
     Enfermedades del sistema nervioso periférico   124
     Parálisis   125
     Enfermedades funcionales del S.N.   127
     Enfermedades del S.N. vegetativo   128
     Enfermedades reumáticas   128
     Enfermedades arteriales   128
     Parálisis infantil (poliomielitis, secuelas)   129
     Acupuntura según las regiones   130
     Glándulas de secreción interna (endocrinas)   131

Cuarta parte

ARTICULOS AGREGADOS ESPECIALES

Acupuntura y Oftalmología — 135

Las aplicaciones terapéuticas de los puntos IU, llamados puntos de Asentimiento en Acupuntura, por el doctor Claude Baruch (según la técnica francesa) — 139

Quinta parte

REGLAS TERAPEUTICAS
LOS CINCO ELEMENTOS

Aspectos importantes y reglas terapéuticas. Puntos especiales — 148

Los cinco elementos — 155

Sexta parte

I. Integración de ambas medicinas — 160
II. Desarrollo de la A y M en Japón — 166
III. El cuarto sistema — 169

Séptima parte

ESTUDIO TOPOGRAFICO
DE LOS 148 PUNTOS FUNDAMENTALES

Zona de la cabeza y cuello — 179
Zona de los ojos — 181
Zona del oído — 182

Zona de la boca	183
Zona de la mejilla y zona temporal	184
Zona del cuello y occipital	185
Región de la espalda	186
Región de la pared torácica anterior	192
Región de la pared abdominal anterior	193
Región de la extremidad superior	196
Región de la extremidad inferior	203

Octava parte

ATLAS DE ACUPUNTURA

I. Atlas descriptivo-topográfico	213
II. Atlas descriptivo con los *reparos musculares* y las *medidas* de las *distancias* entre los puntos	229
III. Atlas descriptivo comparando los *reparos musculares* con los *óseos* en láminas apareadas	
Se observarán los *puntos de comando*	253

Novena parte

AURICULOTERAPIA

Nociones informativas	283
Bibliografía	287
Indice alfabético por enfermedades	291

DIGITOPUNTURA
MASAJE CHINO TUI-NA

ANA MARÍA CARBALLO

Salud es armonía o equilibrio entre la energía exterior (Cosmos) y la energía esencial de cada individuo (Microcosmos). Para mantener este maravilloso estado, es probadamente útil y efectiva la Digitopuntura.

Sus beneficios forman parte de la medicina preventiva, y durante el proceso de la enfermedad, sus resultados son excelentes.

La Lic. Ana María Carballo -reconocida profesional y docente argentina- hace confluir en esta obra los elementos indispensables en cuanto a: la descripción anatómica y funcional de los puntos chinos; el procedimiento para llegar al diagnóstico; las características de las seis técnicas más frecuentemente utilizadas para el masaje; y las reglas terapéuticas, es decir los criterios a partir de los cuales es posible elegir lo más apropiado para caso en particular.

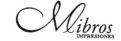

Este libro se terminó de imprimir
en julio de 2006
Tel.: (011) 4204-9013
Gral. Vedia 280 Avellaneda.
Buenos Aires - Argentina

Tirada 1.000 ejemplares

Si desea recibir información gratuita sobre nuestras novedades y futuras publicaciones, por favor:

Llámenos o envíenos un fax al: (54-11) 4811-0507

Envíenos un e-mail: info@kier.com.ar

Complete el formulario en: www.kier.com.ar/cuestionario.php

Recorte esta página y envíela por correo a:

EDITORIAL KIER S.A.
Avda. Santa Fe 1260
CP 1059 - Buenos Aires
República Argentina
www.kier.com.ar
www.cnargentina.com.ar
www.megatiendanatural.com.ar

Apellido
Nombre
Dirección
Ciudad - Código Postal
Provincia - País
e-mail

Si desea realizar alguna sugerencia a la editorial o al autor, no dude en hacerla llegar. Su opinión es muy importante para nosotros.

Muchas gracias.
EDITORIAL KIER

ACUPUNTURA CHINA